名医和你 谈健康

心血管病

防治随身书

姜德颖
主编

U0296467

辽宁科学技术出版社

·沈阳·

编委会

主 编 姜德颖
参 编 （按姓氏笔画顺序排列）
　　　　王　健　王晓坤　白雅君　张海涛　杨琳琳　金大伟
　　　　赵鹏飞　高建华　隋迎新　谢新彬

图书在版编目（CIP）数据

心血管病防治随身书／姜德颖主编. —沈阳：辽宁科学技术出版社，2014.4
（名医和你谈健康）
ISBN 978-7-5381-8492-1

Ⅰ.①心…　Ⅱ.①姜…　Ⅲ.①心脏血管疾病—防治—问题解答　Ⅳ.①R54-44

中国版本图书馆CIP数据核字（2014）第036328号

出版发行：辽宁科学技术出版社
　　　　　（地址：沈阳市和平区十一纬路29号　邮编：110003）
印 刷 者：沈阳新华印刷厂
经 销 者：各地新华书店
幅面尺寸：145mm×210mm
印　　张：7.25
字　　数：156千字
出版时间：2014年4月第1版
印刷时间：2014年4月第1次印刷
责任编辑：郭　莹　邓文军
封面设计：魔杰设计
责任校对：王玉宝

书　　号：ISBN 978-7-5381-8492-1
定　　价：20.00元

联系电话：024-23280258
邮购电话：024-23284502
投稿QQ：765467383

内容提要

本书采取"患者问、医生答"的形式，细致地解答了患者在寻求治疗过程中常遇到的问题，并由此系统地介绍各种心血管疾病和临床综合征的临床表现、治疗和预防。既可以让读者学习到相关常见病的知识，又能参照问题对应自己的情况，做到心中有数。内容主要包括心血管病概述、心律失常、心搏骤停与心脑肺复苏、瓣膜性心脏病、冠状动脉粥样硬化性心脏病、心源性休克、心力衰竭、心脏骤停、感染性心内膜炎、心肌病、心包疾病、肺源性心脏病和周围血管疾病等。

本书可作为一部为中低年资医生及医学院校学生提供整理诊断思路、完善检查、有效诊疗的参考书，也可供患者及其家属阅读使用。

前言
Preface

　　近年来，心脏血管病的某些基本概念发生改变，诊断技术、药物治疗、导管介入技术及外科手术也突飞猛进，使心脏血管病的诊断治疗与预后发生突破性变化。这就迫使我们要坚持不懈地努力学习、刻苦钻研，更快更好地掌握更新有关领域新的知识，以提高治疗水平。

　　医务人员的行医宗旨应该是"以患者为中心"，患者就医的根本愿望是得到医生的体贴和关爱，药到病除。然而，患者往往一时很难评价一个医生的水平，其检查手法、诊断是否准确。作为医生，理应以多种形式向患者介绍、讲解有关医疗资讯，介绍不同治疗方案，实施手术与非手术治疗的利弊，各种处置方法可能产生的后果等。但是，一位医生每天要面对数十名，甚或百名患者，达到充分的医患对话很难。因此，我们特编写此书，以问答的方式结合适当的插图，将主要内容以问题形式提出，然后进行解答，使读者能够更直观地了解疾病知识。

　　本书的内容主要包括心血管病概述、心律失常、心搏骤停与心脑肺复苏、瓣膜性心脏病、冠状动脉粥样硬化性心脏病、心源

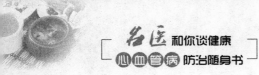

性休克、心力衰竭、心脏骤停、感染性心内膜炎、心肌病、心包疾病、肺源性心脏病和周围血管疾病。

本书可作为一部为中低年资医生及医学院校学生提供整理诊断思路、完善检查、有效诊疗的参考书，也可供患者及家属阅读使用。

由于笔者的经验有限，书中不可避免地存在着一些不足之处，衷心希望读者们对书中不妥之处给予批评指正。

编　者

2014年2月

目录
Contents

第一章　心血管病概述

第二章　心律失常

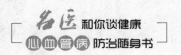

第三章　心搏骤停与心脑肺复苏

第四章　瓣膜性心脏病

第五章　冠状动脉粥样硬化性心脏病

第六章 心源性休克、心脏骤停和感染性心内膜炎

第七章 心力衰竭

第八章 心肌病

第九章 心包疾病

第一章
心血管病概述

心血管系统的组成

心血管系统包括心脏、动脉、毛细血管和静脉。

1. 心脏

心脏主要由心肌构成，是连接动、静脉的枢纽和心血管系统的"动力泵"，并且具有重要的内分泌功能。心内部被房间隔和室间隔分为互不相通的左、右两半，每半又分为心房和心室，故心有四个腔：左心房、左心室、右心房和右心室。同侧心房和心室借房室口相通。在房室口和动脉口处均有瓣膜，它们颇似泵的阀门，可顺流而开启，逆流而关闭，保证血液定向流动。

2. 动脉

动脉是运送血液离心的管道，管壁较厚，可分三层：内膜极薄，腔面为一层内皮细胞，能减少血流阻力；中膜较厚，含平滑肌、弹性纤维和胶原纤维，大动脉以弹性纤维为主，中、小动脉

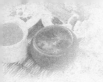
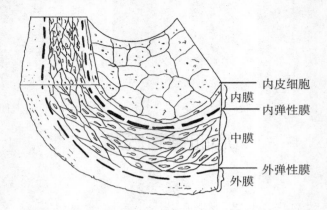

内皮细胞
内膜
内弹性膜
中膜
外弹性膜
外膜

以平滑肌为主；外膜由疏松结缔组织构成，含胶原纤维和弹性纤维，可防止血管过度扩张。动脉壁的结构与其功能密切相关。大动脉中膜弹性纤维丰富，有较大的弹性，心室射血时，管壁被动扩张；心室舒张时，管壁弹性回缩，推动血液继续向前流动。中、小动脉，特别是小动脉中膜平滑肌可在神经体液调节下收缩或舒张以改变管腔大小，从而影响局部血流量和血流阻力。动脉在行程中不断分支，越分越细，最后一行为毛细血管。

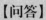

【问答】

疑问：毛细血管在心血管系统中的作用大吗？

解答：毛细血管是小动脉到了身体各部分组织中又分成更小的分支，介于小动脉和小静脉之间。血液在毛细血管中流动缓慢，氧气和各种养料通过毛细血管的薄壁渗透到组织中，而组织代谢所排出的二氧化碳和各种废料也渗透到毛细血管壁进入血流，再由血液载送到全身各排泄器官排出体外。因此，毛细血管在血液循环中占有极其重要的地位。

3. 毛细血管

毛细血管是连接动、静脉末梢间的管道，管径一般为6~8μm，管壁主要由一层内皮细胞和基膜构成。毛细血管彼此吻合成网，除软骨、角膜、晶状体、毛发、牙釉质和被覆上皮外，遍布全身各处。毛细血管数量多，管壁薄，通透性大，管内血流缓慢，是血液与血管外组织液进行物质交换的场所。

4. 静脉

静脉是引导血液回心的血管。小静脉由毛细血管汇合而成，在向心回流过程中不断接受属支，逐渐汇合成中静脉、大静脉，最后注入心房。静脉管壁也可以分内膜、中膜和外膜三层，但其界线常不明显。与相应的动脉比较，静脉管壁薄，管腔大，弹性小，容血量较大。

心脏的构造

【问答】

疑问：心脏的作用是什么？

解答：水总是从高处往低处流。血液也是从高压处向低压处流动。动脉和静脉之间存在着压力差。动脉中的压力较高，静脉内的压力较低，而心房中的压力最低，所以血液才能从动脉流到静脉，最后流回心房。心脏强有力地收缩，把血液挤压到大动脉内，心室收缩时所产生的力量，一方面迫使富有弹性的大动脉管壁扩张，同时又有一部分克服了血液向前流动的阻力，推动血液在血管内流动，这种压力离心愈

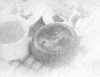

远就愈低，这样就造成了压力差。另外，由于心瓣膜的定向作用，使血液向周围血管内流动，而不能倒流。心脏的收缩是间断的而血流却是持续的，这是大动脉管壁的弹性在起作用。心脏收缩时产生的能量，一部分推动血液在周围血管流动，一部分使大动脉管壁扩张，当心脏舒张时，大动脉管壁回缩，推动血液继续向周围血管流动。由此看来，心脏的作用好像抽水机的唧筒一样，心脏收缩时，把血液压向动脉，心脏扩张时使静脉血流回心脏。因此心脏在循环系统中起一个动力作用。

心脏是位于胸腔偏左侧的一个中空脏器，是整个循环系统的动力器官，按组织结构可将心脏分为心包、心肌和心内膜三层组织。心脏和大血管位于纵隔心包腔内，前面与胸骨、肋软骨与左侧3～5肋骨胸骨端毗邻。后面与气管、食管、胸主动脉、奇静脉及迷走神经等相靠近。上方称作基底部，有大血管附着，下方称作心尖，紧贴横膈。心脏呈倾斜状，位于中纵隔内，而不处在正中线上，其2/3位左侧，1/3位右侧。心脏的外面由称作心包的纤维浆膜囊包裹。心包分为脏、壁两层。脏层为浆膜层，紧贴在心肌和大血管近侧部分的表面，故又称作心外膜。壁层为纤维层，包裹在心脏外面，形成心包腔，心包皮内含有少量浆液。

心脏分为右心房、右心室、左心房、左心室，房与室之间有房室口相通，但左右心房间、左右心室间正常互不相通，分别有房中隔、室中隔相隔。中隔将心分为左、右两半，临床习惯称左心、右心。左心内容动脉血，右心内容静脉血。室中隔（室间隔）下部广大的区域较厚，由心肌构成，称室中膈肌部，上部邻近主动脉口的较小的卵圆形区域较薄，无肌质，称室中隔膜部。

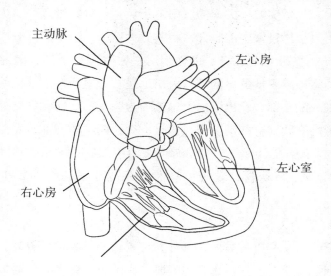

主动脉

左心房

左心室

右心房

1. 右心房

右心房壁薄腔大，其前部呈锥形的突出，遮于升主动脉根部右侧，称右心耳。有房内腔可分为前、后二部，前部为固右心房，后部为静脉窦。固右心房外侧壁内面有由肌束形成的平行隆起，称梳状肌，但在心耳处则肌束交织成网状。由于肌束使小耳内壁凹凸不平，当心脏功能障碍，血液在此流动缓慢瘀积时，易形成血栓。

2. 右心室

右心室位于右心房的左前下方，是心脏居于最前的部分，前邻胸骨体下部。右心空壁薄，室腔横切面呈新月形，整体呈三角锥形，底即右房室口，尖向左下方。右心室借右房室口与右心房相通，借肺动脉口通向肺动脉。右心室腔以室上嵴为界，分为流

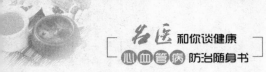

入道和流出道两部分。流入道的入口即右房室口，较大，3～4指尖大，有三个近似三角形的帆状瓣膜，称三尖瓣，包括前尖瓣、隔侧尖瓣和后尖瓣。尖瓣的底附着于房室口处纤维环。三尖瓣隔侧瓣附着线横过室中隔膜部，将其分为后上、前下两部分。后上部分隔右心房与左心室，也称为房室中隔。前下部分隔左右心室，即室中隔膜部的室间部。流出道是右心室的左上部，称肺动脉圆锥或漏斗部，流出道向上延续即为肺动脉。肺动脉口处三个半月形的瓣膜，称肺动脉瓣，正常成人，两个瓣在前（左前、右前），一个瓣在后。每个瓣膜游离缘的中部有一增厚的小结，称半月瓣结。肺动脉口狭窄的一种——漏斗部狭窄即发生在流出道。

3. 左心房

左心房是心脏最后面的部分，位置较心脏其他部分高，并靠近中线。由于左心房位于其他心脏和主动脉、肺动脉的后方，左心房向前的小的锥形突出是左心耳，位于肺动脉左侧。左心房壁光滑，心耳壁有梳状肌。左心房后面两侧各有两个肺静脉开口，在肺内经过气体交换富含氧气的血液经肺静脉回流入左心房。肺静脉口无瓣膜，但左心房壁的肌肉伸展肺静脉根部1～2m，像袖套一样，起部分括约肌一样的作用，能帮助减少心房收缩时血液反流。

4. 左心室

左心室位于右心室的左后方，左心房的左前下方。室壁厚，为右心室的2～3倍，左心室腔呈圆锥形，尖即心尖，底有二口，左房室口居左后，位置稍低，主动脉口居右前，较左房稍高。左房室较右房室口小，2～3指尖大。口处有两个帆状瓣膜，称二尖瓣。二尖瓣形成一个对向左前下方的漏斗形口，引导左心房的血液流至左心室。瓣膜附着于房室口的纤维环，游离缘对向心室腔。左心室乳头肌有两个，前外侧乳头肌位于左心室前壁和外侧壁交界处，后内侧乳头肌位于后壁。乳头肌起于室壁中、下1/3交界处，两个乳头肌的尖端分别对向前外侧和后内侧连合，故乳头肌也是瓣膜连合的定位标志。每个乳头肌尖端发起的腱索均连于两个瓣膜。主动脉口在左心室的右上角，口处有三个半月形的瓣膜，称主动脉瓣。瓣膜相对的动脉壁向外膨出，瓣膜与动脉壁之间的内腔称主动脉窦。成年人主动脉瓣一个在前，两个在后。在主动脉前窦和左后窦处分别有左、右冠状动脉的起始口。临床习惯将主动脉前窦和左后窦分别称为左、右冠状动脉窦。主动脉右后窦无冠状动脉起始，而称无冠状动脉窦。

血液的循环机制

心血管系统又称为循环系统，是人体生存和维护健康的生命脉络。其结构的完整和功能的健全，是人体各系统、各组织结构以及各种脏腑健康生存的根本保证。人体的血液循环系统是由心脏和血管组成。心脏是推动血液源源不断流动的原动力，起"动力站"的作用。血管是引导血液流向身体各部分的管道，它好比是密闭的灌溉渠道。血液在心脏、动脉、毛细血管和静脉内周而复始地流动，称为血液循环。

血液在心脏和全身各部血管所组成的管道不停地流动，这就叫作血液循环。血液循环的动力来自心脏。心脏就像水泵一样不断地把回心血挤压出去，推动血液不停地流动。

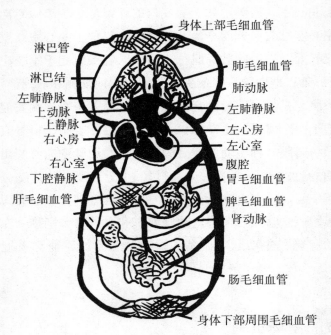

淋巴管

身体上部毛细血管

淋巴结

肺毛细血管

左肺静脉

肺动脉

上动脉

左肺静脉

上静脉

右心房

左心房

左心室

右心室

腹腔

下腔静脉

胃毛细血管

肝毛细血管

脾毛细血管

肾动脉

肠毛细血管

身体下部周围毛细血管

血液循环示意图

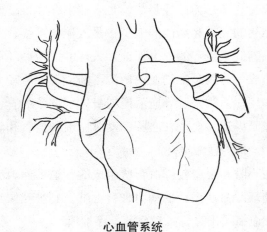

心血管系统

　　左心室将血液挤入主动脉，再流经全身的动脉、毛细血管网、静脉，再通过上下腔静脉流回右心房，这部分的血液循环叫作体循环。在体循环中，血液流经全身各组织细胞周围的毛细血管网时，不仅把红细胞中血红蛋白带的氧气和血浆中的营养物质送给细胞，还把组织代谢的废物和二氧化碳带走。当血红蛋白与氧结合时，颜色鲜红，这种血液叫作动脉血。血红蛋白与二氧化碳结合时，颜色暗红，这种血液叫作静脉血。因此，从左心室挤出的鲜红色的动脉血，经过体循环就变成了暗红色的静脉血，流回右心房。右心房的血液经过三尖瓣到达右心室。右心室将血液挤入肺动脉，流经整个肺泡周围的毛细血管网，再由肺静脉流回左心房，这部分的血液循环叫作肺循环。在肺循环中静脉血流经肺部的毛细血管时，释放出二氧化碳进入肺泡，而肺泡中的氧气进入血液，与血红蛋白结合。经过这样的气体交换，暗红色的静脉血又变成鲜红色的动脉血，再由左心室输送到全身。如此往返，一刻也不停。人在安静状态下血管中的一滴血通过这一完整的循环途径需20s左右。

心脏的传导系统

【问答】

　　疑问：人体心脏收缩为什么有前有后并且如此规律呢？

　　解答：这是因为心脏有一套完整的传导系统，也就是指挥通讯系统。心脏的传导组织有窦房结（指挥部）、房室结、房室束和普肯耶氏纤维（通讯网）。正常时窦房结发出兴奋（每分钟60~100次），通过结间束传列房室结，再通过房室结传到房室束，再由房室束传到普肯耶氏纤维。就这样，随着每次窦房结的兴奋，刺激整个心脏发生规律跳动。不论上述传导系统的任何一个环节出现毛病，都会引起心跳不正常。

心肌细胞按形态和功能可分为普通心肌细胞和特殊心肌细胞。前者构成心房壁和心室壁的主要部分，主要功能是收缩；后者具有自律性和传导性，其主要功能是产生和传导冲动，控制心的节律性活动。心传导系由特殊心肌细胞构成，包括窦房结、结间束、房室结区、房室束、左束支、右束支和普肯耶纤维网。

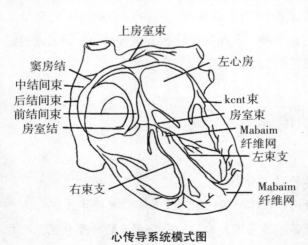

上房室束
窦房结
左心房
中结间束
后结间束
前结间束
kcnt束
房室束
房室结
Mabaim纤维网
左束支
右束支
Mabaim纤维网

心传导系统模式图

传导系统是由特殊分化的心肌细胞——P细胞、过渡型细胞和普肯耶细胞构成。传导系统主要功能是产生和传导冲动，即产生并维持心脏正常的节律，并保证心房、心室收缩、舒张的固有的协调。构成传导系的细胞的共同特征是：与收缩有关的细胞内结构不发达；各型细胞脑浆多，线粒体较少，脑浆内含糖原颗粒的量虽有差别，但较普通心肌细胞为多，普肯耶细胞含糖原颗粒较丰富，可能是它对缺氧的耐受性特别大的因素之一。

1. 窦房结

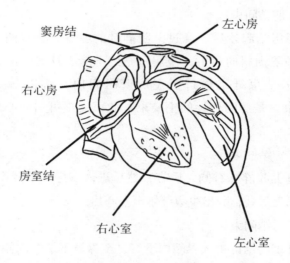

窦房结是心脏正常的起搏点，所谓窦性心律由此产生。窦房结呈半月形，位于上腔静脉与右心房结合处。也即界沟最上端心外膜。

人心窦房结内恒定地有窦房结动脉穿过其中央。窦房结内的细胞主要有起搏细胞（pacemaker cell，P细胞）和过渡细胞（transitional cell，T细胞），还有丰富的胶原纤维，形成网状支架。结细胞的排列有一定规律，由结的中心向边缘依次为窦房中央动脉→P细胞层→T细胞层→普通心房肌细胞。

2. 结间束

窦房结是心的起搏点，窦房结产生的冲动经何种途径传至左、右心房和房室结，长期以来一直未有定论。国外有学者提出窦房结和房室结之间有结间束相连，左、右心房之间亦有房间束连接，但迄今尚无充分的形态学证据，但从功能的角度，仍应对结间束的概况有所了解。结间束有三条：

（1）前结间束

由窦房结起始后，绕过上腔静脉的前方，分成两个束。一束在房中隔内斜向后下，至房室结的上缘，这是结间最主要的一束；另一束纤维横行至左房壁肌肉内，称巴赫曼（bachmann）束，是房间传导的主要束，此束受损可引起心房内传导阻滞。

（2）中结间束

绕过上腔静脉右侧、后方，然后进入房中隔下降至房室结。在房中隔上部处，分出少数纤维至左心房。

（3）后结间束

离开窦房结即进入界嵴内下行，至界嵴下端向内侧经下腔静脉瓣内至房室结。后结间束一部分纤维终止于房室结下端或房室束，称詹姆斯（James）旁路束。

各结间束在房室结上方相互交织，并有分支与房间隔左侧的左房肌纤维相连，从而将冲动传至左房。

3. 房室结区

房室结区又称房室交界区，是心传导系在心房与心室互相连接部位的特化心肌结构，位于房室隔内，其范围基本与房室隔右侧面的koch三角一致。它由三部分组成：房室结、房室结的心房扩展部以及房室束的近侧部。房室结是一个矢状位的扁薄的结

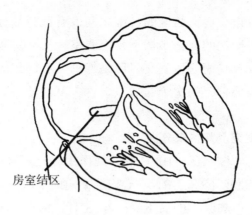

房室结区

构，在 koch 三角的尖端，结的左下面邻右纤维三角，右侧有薄层心房肌及心内膜覆盖。结的后上端和右侧面有数条纤维束伸至房间隔和冠状窦口周围，即房室结的心房扩展部，亦即结间束的入结部分。房室结的前端变细穿入中心纤维体，即为房室束。

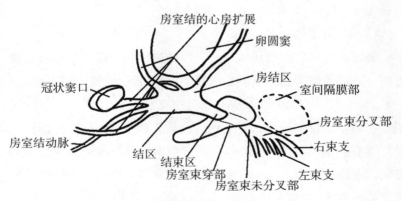

房室交界区的位置和分部示意图

　　房室束出中心纤维体即行于肌性室间隔上缘，以后经过室间隔膜部的后下缘分为左、右束支。房室结只是房室结区的中央部

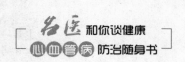
分。应该指出，房室结区的各部之间没有截然的分界。房室结区将来自窦房结的兴奋延搁下传至心室，使心房和心室肌依次先后顺序分开收缩。房室交界区是冲动从心房传向心室的必经之路，且为最重要的次级起搏点，许多复杂的心律失常在该区发生。

4. 房室束及其终末分支

房室束又称希氏（His）束，其作用是把激动传给心室肌。它从房室结的前下部起始，在心内膜下向前下行，穿过右纤维三角，经过室中隔膜部的后下缘，至室中隔肌性部的顶端就分为左、右束支。

（1）右束支

它是一个单一的细长束，在室中隔右室侧心内膜深面下行，经过节制索到前乳头肌的根部，然后分散开来，在心内膜下交织成网，分布于心室壁内，其末端直接与普通心肌纤维连接。

（2）左束支

呈宽短扁带状，由房室束分出，经主动脉前瓣和右后瓣交界处的下方，至室中隔左室侧心内膜下旋即分叉散开，多数交织呈网状，但在左室壁的分布基本分为前支和后支，前支到前乳头肌、左心空前壁和侧壁，后支到后乳头肌和左心室后壁。前后支的纤维有些是经过游离于心室腔的"假腱"从室中隔到左心室的各壁。左束支分为三支，除上述前、后支外，尚有一个中央中隔支主要分布于室中隔。

心脏的血管

【问答】

疑问：心脏的血液是靠什么供给的？

解答：心脏表面紧贴着的两条动脉叫作冠状动脉。冠状动脉起源于主动脉基底部。冠状动脉逐渐分支，深入到心肌内部，形成毛细血管，然后汇集成静脉，最后进入右心房。心脏的血液养分就是靠冠状动脉供给的。如果由于冠状动脉硬化，管腔变窄，血液流量变小，心肌就得不到充分的血液供应，这叫冠状动脉粥样硬化性心脏病，简称冠心病。冠心病轻微时症状不明显。当心肌供血不足，患者会出现胸闷、气短症状。心肌暂时性缺血，可引起心绞痛。如果冠状动脉完全被堵塞，引起心肌梗死，就会危及患者的生命，此时就要争分夺秒送患者去医院抢救。

心的血液供应来自左、右冠状动脉；回流的静脉血，绝大部分经冠状窦汇入右心房，一部分直接流入右心房；极少部分流入左心房和左、右心室。心本身的循环称为冠状循环。尽管心仅占体重的约0.5%，但总的冠脉血流量占心排出量的4%～5%。因此，冠状循环具有十分重要的地位。

1. 动脉

（1）左冠状动脉

起于主动脉左后窦，在肺动脉和左心耳之间沿冠状沟向左前方行，一般长度多在0.5cm，随即分为前降支和左旋支。

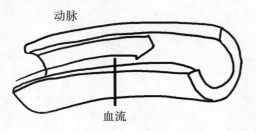

动脉

血流

1）前降支

在前空间沟内下行。前降支在前室间沟中段常潜入表层心肌。潜入心肌层内动脉的一段称壁冠状动脉，覆盖动脉的心肌称心肌桥，前降支的分支有：

①间隔支

有8~12支，供应室中隔的大部分心肌。室间隔的血液供应75%~90%来自前降支。间隔支与有冠状动脉的后降支发出的间隔支有吻合。

②对角支

有1~5支，供应左心室前壁的中下2/3部心肌，第一支常常可能很大，亦称斜角支或中央支，且常可能直接起于左冠状动脉分为前降支和左旋支的分叉处。

③右室前支

为平行排列的数个短小分支，供应室中隔附近的右室前壁。其第一个分支在肺动脉瓣高度分出，比较恒定，分布于动脉圆锥的前壁，称左圆锥支，此支常和右冠状动脉的圆锥支吻合。前降支闭塞可引起左心室前壁及室间隔心肌梗死，即通常说的前间壁梗死。

2）左旋支

与前降支几乎呈直角分开，在冠状沟内向左行，绕心左缘至左心室的膈面，分支分布于左心房、左心室外侧壁和部分后壁。
左旋支的分支有：

①钝缘支

分布至左心室最外侧缘，恒定且发达，是冠状动脉造影辨认分支的标志之一。

②左室前支

于钝缘支发出前起始，有1~3支，细而短，分布于左心室前上部。

③左室后支

于钝缘支发出后起始，有0~5支，分布于左心室后壁的左半。

④左房支

有1~2支，向心房方向发出。

临床上的高侧壁心肌梗死常常是由于左回旋支闭塞而引起的。

（2）右冠状动脉

起于主动脉前窦即右冠窦，在肺动脉与右心耳之间入冠状沟，向右下行，绕过心右缘，至心脏膈面，循冠状沟后部向左至房室交点处，动脉向深面弯绕心中静脉而呈"U"形弯曲，并分为左室后支和后降支。右冠状动脉的分支有：

1）圆锥支

为右冠状动脉的第一个大分支，位于右冠状动脉与前降支之间，分布于肺动脉圆锥，并与前降支的圆锥支吻合，此支通常不形成阻塞，故是两个冠状动脉间的一个重要侧支循环动脉。

2）右室支

有数小支至右心室前壁。

3）锐缘支

恒定也较大，沿着或平行于中下绕行走，也是冠状动脉造影辨认分支的标志之一。

4）右室后支

有0~2支，细小，至右心室后壁。

5）房室结动脉

6）后降支

是右冠状动脉主干的延续，在后室间沟内下行，分支分布于左、右心室后壁一部及室中隔后下1/3部。

7）左室后支

右冠状动脉在房室交点邻近处分出，分布于左心室后壁的右半部。

8）右心房支

有数支，在右房前较恒定存在，从主干近段分出，供应右心房前壁、右心耳，其中一支到窦房结称窦房结动脉。右房后支出现率较低，于右冠状动脉绕过心右缘后发出。临床上，下后壁心肌梗死的大部分病例是由于右冠状动脉闭塞。

（3）壁冠状动脉

冠状动脉主干及主要分支，大部分走行于心外膜下脂肪中或心外膜深面。有时动脉的主干或分支中的一段，被浅层心肌，即心肌桥所掩盖，称该段动脉为壁冠状动脉。壁冠状动脉好发于前、后室间支。壁冠状动脉的长度一般有2~50nm不等，其表面心肌桥的厚度不一。

一般认为，壁冠状动脉受心肌桥的保护，局部承受的应力较小，心舒张时亦可控制血管，使之不过度扩张，较少发生动脉的硬化。在冠状动脉手术时，应注意壁冠状动脉的存在。

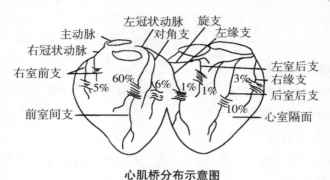

心肌桥分布示意图

2. 静脉

心的静脉可分为浅静脉和深静脉两个系统。浅静脉起于心肌各部，在心外膜下汇合成网、干，最后大部分静脉血由冠状窦收集回入右心房。冠状窦的主要属支右心大、中、小静脉。深静脉也起于心肌层，直接汇入心腔，以回流入右心房者居多。

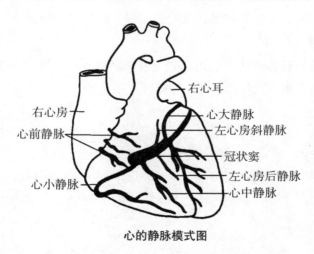

心的静脉模式图

（1）心脏内的一些小静脉称心最小静脉，主要是在右心房、右心室。心最小静脉直接开口于心脏各腔。由心最小静脉回流心腔的血液约少于心肌循环血量的10%。

（2）右心室前壁有2～3支较大的静脉称心前静脉，跨过冠状沟，直接开口于右心房。

（3）心脏其他大部分静脉先汇集于冠状窦。该窦位于冠状沟后部，开口于右心房。

1）心大静脉

与左冠状动脉前降支伴行，向上至冠状沟绕心左缘至心脏后面注入冠状窦的左端。

2）中静脉

与右冠状动脉后降支伴行，向上注入冠状窦即将开口于右心房处。

3）心小静脉

行于心脏后面冠状沟的右部，从右向左注入冠状窦。此外，左心房后面有左房斜静脉，左心室左缘及后面有小静脉支，都汇入冠状窦。

心前静脉和冠状窦的属支之间有许多吻合。当吻合的双方有一方血流受阻，就可以沿另一静脉回流。

第二章
心律失常

【问答】

疑问：为什么心跳过快过慢都不好？

解答：心跳平稳是心脏健康的标志。"平稳"指节律整齐、频率适中，每分钟成人心跳60~80次。如果心跳超过了每分钟180次，心排血量不但不增加，反比正常人减少。因为心跳越快，舒张期越短，心室充盈不足时就匆忙射血，心排血量还是减少了。

另一方面，如果心跳缓慢，心脏舒张期可以延长，心室充盈量就能增加，这样心搏血量增加，但由于心室充盈量有一定限度，过慢的心跳就会使每分钟的心排血量减少。正常人心率慢于每分钟50次时会因为心排血量减少而出现组织供血不足，出现头昏、无力等表现。当心率慢于40次/min时，可因严重脑部缺血发生晕厥。所以心跳过慢也不好。

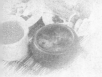
　　正常心脏兴奋起源于窦房结，沿一定路径将兴奋传播到心房心室，引起心房心室相继收缩和舒张，完成泵血和充血功能。如果心脏的节律性兴奋起源异常，或者由于结构和功能的原因引起传导异常，都可以导致心律失常。心律失常是一种功能性而非器质性病变，是心电节律的异常，也称节律障碍，它属于起搏、兴奋、传导功能异常或电异常，它是一种常见病之一，但有些心律失常的检查确诊并不容易，有些心律失常变化快，具有危险性，其中以心性猝死对人类生命威胁最大，往往来不及抢救便宣告死亡。

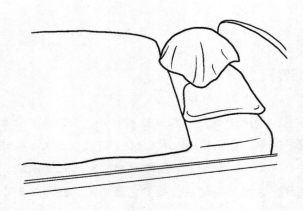

　　引起心律失常的病因主要包括以下几个方面：

①各种原因的器质性心脏病

　　如冠心病、风湿性心瓣膜病、心肌病，尤其是发生心力衰竭、心肌梗死和心肌炎时。

②内分泌代谢病与电解质紊乱

　　以甲状腺功能亢进、血钾过高或缺乏多见。

③药物的毒性作用

　　如洋地黄、胺碘酮等抗心律失常药物及咪康唑等。

④房室旁道引起的预激综合征

⑤心脏手术或诊断性操作

⑥其他

如脑血管病、感染、自主神经功能紊乱等。

心律失常也可发生于无明显心脏疾病的健康者，原因常不完全明确。

窦房结性心律失常

【问答】

疑问：什么是窦性心律？

解答：在心脏右心房和上下腔静脉入口附近有一形状似逗号的组织叫作窦房结。窦房结是心脏搏动（心跳）的起搏点，它在心脏所处的位置最高，其频率也最快，它以每分钟60～100次的频率发出冲动向下传导，刺激心脏跳动，控制着整个心脏的活动。那么心脏活动就好比运动场上的接力赛，当接力赛一开始，首先起跑的是第1棒，第1棒跑完后再传给第2棒，第2棒再传给第3棒，最后跑完的是第4棒。而心脏的活动也是这样进行的，心脏兴奋首先是从窦房结发出，经过右心房、左心房到房室交界区，最后下传到心室，引起心脏的收缩与舒张（即一个心动周期）。当心脏再次兴奋时，又从窦房结开始，按上述的顺序、速度和频率周而复始地跳动。这就是所谓的窦性心律。我们健康人做心电图时，常见到心电图报告单上写着窦性心律，这就是正常人的心律。

窦房结性心律失常指窦房结发出冲动的异常，发出过快、过慢或不规则的冲动，形成窦性心动过速（＞100次/min），窦性心动过缓（＜60次/min）或窦性心律不齐，统称为窦性心律失常。

1．窦性心动过速

窦性心律频率＞100次/min（成人），称为窦性心动过速。

（1）窦性心动过速的病因

1）生理性

劳动，饮酒、浓茶、浓咖啡或吸烟多等。

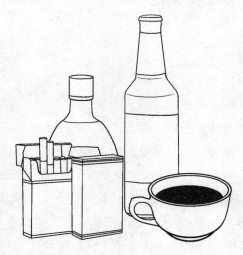

2）病理性

如感染、发热、贫血、休克、甲状腺功能亢进、心力衰竭、出血、心神经官能症等。

3）药物作用，如阿托品、麻黄碱、异丙基肾上腺素、肾上腺素等。

（2）临床表现

窦性心动过速的临床表现多为情绪激动及体力劳动或饮酒或

浓茶史，少数有发热、感染、贫血、休克、缺氧、甲状腺功能亢进、心力衰竭等原发疾病史。成人窦性心律的频率超过100次／min，为窦性心动过速。窦性心动过速通常逐渐开始和终止。频率大多在100～150次／min之间，偶有高达200次／min。刺激迷走神经可使其频率逐渐减慢，停止刺激后又加速至原先水平。

（3）治疗

窦性心动过速的治疗应针对病因和去除诱发因素，如治疗心力衰竭、纠正贫血、控制甲状腺功能亢进等。必要时β受体阻滞剂如美托洛尔可用于减慢心率。

【问答】

疑问：窦性心律不齐都是心脏病吗？

解答：由窦房结发出的兴奋引起心脏跳动，一般是比较规律的。但窦房结是受交感神经和迷走神经双重神经的支配。交感神经兴奋可使窦房结释放兴奋增多，因而使心率加快；迷走神经兴奋，可使窦房结释放兴奋的频率减慢，而心率变慢。吸气时交感神经兴奋性稍增强，故心率加快；呼气时迷走神经兴奋性增强，故心率变慢，如此随着呼吸周期改变而发生的心率快慢的变化叫作窦性心律不齐。名曰窦性心律不齐，听起来有点可怕，实际它是正常的，不需要治疗。

2. 窦性心动过缓

成人窦性频率<60次／min，称为窦性心动过缓，通常为40～59次／min。

（1）窦性心动过缓的病因

1）生理性，长期坚持锻炼或重体力劳动者、老年人、睡眠时，均与迷走神经张力增高有关。

2）药物作用，如β受体阻滞剂、钙拮抗剂、洋地黄、利舍平、胺碘酮等。

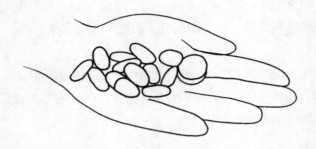

3）心外疾病，如颅内压增高、阻塞性黄疸、甲状腺功能减退、高钾血症、低温等。

4）心脏疾病，见于冠心病急性下壁心肌梗死、病态窦房结综合征、心肌炎、心肌病等。

（2）临床表现

窦性心动过缓的临床一般无症状，因窦房结功能减退引起者由于室率过于缓慢且心脏有器质性病变，导致心排血量减小，重要器官供血不足，尤其发生在老年患者可因动脉粥样硬化使得供血不足更为明显，可有乏力、头晕、胸闷，甚至发生晕厥、心绞痛或缺血性脑血管病发作。

（3）治疗

多数患者只需针对原发疾病进行治疗。少数显著窦性心动过缓的患者可使用阿托品、异丙肾上腺素等药物治疗。病因综合征所致的严重实性心动过缓，如症状明显或有过阿斯综合征发作者，应考虑安装人工心脏起搏器。

房性心律失常

【问答】

疑问：怎样才能知道得了心房颤动？

解答：如果您能认识房颤，对于您的朋友、家人可以做恰当的保健指导。假若您是一位心脏病患者，您可以及时发现自己何时发生房颤，而得到及时治疗。对于第一次发生房颤的患者，常自感心慌、心跳得不整齐，如果我们用耳朵直接听患者心脏时，可发现心跳时快时慢，心音时轻时重，轻者微弱，重者像大炮声，真是杂乱无章，难以数清。摸脉时，脉搏同样是乱七八糟，强弱不一，甚至在一个较长的间隙摸不清脉搏。因此，有人将房颤特点总结为：心跳快慢不等，心音强弱不等，每分钟心跳与脉搏次数不等。如果出现了这些特点，就可以考虑是发生了房颤，需要到医院做心电图检查加以确诊了。

由心房发出的异位性兴奋而引起的心律失常，叫房性心律失常。

房性心律失常包括房性期前收缩（兴奋起源于窦房结以外心房的任何部位）、房性心动过速（根据发生机制与心电图表现的不同，可分为自律性房性心动过速、折返性房性心动过速、紊乱性房性心动过速）、心房扑动及心房纤维颤动。

1. 房性期前收缩

房性期前收缩，起源于窦房结以外心房的任何部位。正常成

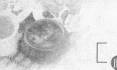

右心房　　　　　左心房

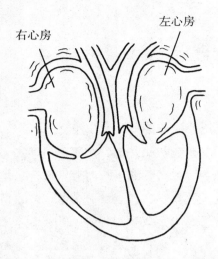

　　人进行24h心电监测，大约60％有房性期前收缩发生。各种器质性心脏病患者均可发生房性期前收缩，并经常是快速性房性心律失常出现的先兆。

　　房性期前收缩发生时患者可感到心悸不适。体格检查时可听到期前收缩的第二心音减弱，有时仅能听到第一心音，并在期前收缩后听到一较长的间歇。期前收缩的心动周期，桡动脉搏动减弱或消失。

　　房性期前收缩通常无须治疗。当有明显症状或因房性期前收缩触发室上性心动过速时，应给予治疗。吸烟、饮酒与咖啡均可诱发房性期前收缩，应劝导患者戒除或减量。治疗药物包括镇静药、β受体阻滞剂等，亦可选用洋地黄或钙拮抗剂。

　　2. **房性心动过速**

　　房性心动过速简称房速。根据发生机制与心电图表现的不同，可分为自律性房性心动过速、折返性房性心动过速与紊乱性房性心动过速三种。自律性与折返性房性心动过速常可伴有房室传导阻滞，被称为伴有房室阻滞的阵发性房性心动过速。

（1）自律性房性心动过速

大多数伴有房室传导阻滞的阵发性房性心动过速因自律性增高引起。心肌梗死、慢性肺部疾病、大量饮酒以及各种代谢障碍均为致病原因。洋地黄中毒在低血清钾，甚至在正常血清钾情况下亦易发生这种心律失常。

自律性房性心动过速的临床表现通常为发作呈短暂、间歇或持续发生。当房室传导比率发生变动时，听诊心律不恒定，第一心音强度变化。颈静脉见到a波数目超过听诊心的次数。

房性心动过速合并房室传导阻滞时，心室率通常不太快，不会招致严重的血流动力学障碍，因而无须紧急处理。假如心室率达140次/min以上，由洋地黄中毒所致或临床上有严重充血性心力衰竭或休克征象，应进行紧急治疗。

（2）折返性房性心动过速

本型较为少见，折返发生于手术瘢痕，解剖缺陷的邻近部位。心电因显示P波与窦性者形态不同，PR间期通常延长。

对有症状、反复发作的折返性房速，射频消融术是其主要的治疗手段，成功率为75%。抗心律失常药物治疗效果差，至少有50%反复发作。如药物治疗仍发作频繁或不能耐受药物治疗，采用心房快速起搏可能有效终止房速发作。

（3）紊乱性房性心动过速

本型又称多源性房性心动过速。常发生于慢性阻塞性肺疾病或充血性心力衰竭的老年人，亦见于洋地黄中毒与低血钾患者。

治疗应针对原发疾病。肺部疾病患者应给予充足供氧、控制感染，停用氨茶碱、去甲肾上腺素、异丙肾上腺素、麻黄碱等药物。

3. 心房扑动

【问答】

疑问：房扑与房颤有何区别？

解答：心房扑动是发生于心房内的，冲动频率较房性心动过速更快的心律失常，发作时心房内产生每分钟约300次的规则的冲动，心房发生快而协调的收缩。

心房颤动简称房颤，是一种十分常见的心律失常。心室率超过150次／min，患者可发生心绞痛与充血性心力衰竭。房颤症状的轻重受心室率快慢的影响。心室率慢时，患者甚至不觉察其存在。房颤时心房有效收缩消失，心排血量减少达25%或以上。

房扑可发生于无器质性心脏病者，也可见于一些心脏病患者，病因包括风湿性心脏病、冠心病、高血压性心脏病、心肌病等。此外，肺栓塞，慢性充血性心力衰竭，二、三尖瓣狭窄与反流等导致心房扩大，亦可出现房扑。其他病因尚有甲状腺功能亢进、酒精中毒、心包炎等。

房扑往往有不稳定的倾向，可恢复窦性心律或进展为心房颤动，但亦可持续数月或数年。按摩颈动脉窦能突然成比例减慢房扑的心室率，停止按摩后又恢复至原先心室率水平。令患者运动、施行增加交感神经张力或降低迷走神经张力的方法，可促进房室传导，使房扑的心室率成倍数加速。心房扑动的心室率不快时，患者可无症状。房扑伴有极快的心室率，可诱发心绞痛与充血性心力衰竭。体格检查可见快速的颈静脉扑动。当房室传导比率发生变动时，第一心音强度亦随之变化。有时能听到心房音。

4. 心房颤动

房颤的发作呈阵发性或持续性。阵发性房颤可见于正常人，在情绪激动、手术后、运动或急性酒精中毒时发生。心脏与肺部疾病患者发生急性缺氧、高碳酸血症、代谢或血流动力学紊乱时亦可出现房颤。持续性房颤发生于原有心血管疾病者，常见于风湿性心脏病、冠心病、高血压心脏病、甲状腺功能亢进、缩窄性心包炎、心肌病、感染性心内膜炎、心力衰竭以及慢性肺源性心脏病等。

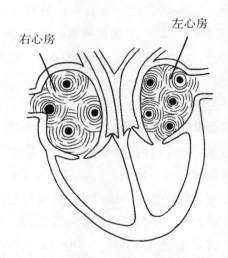

对于房颤的治疗，应积极寻找心房颤动的原发疾病相关诱发因素，做出相应处理。

（1）急性心房颤动

初次发作的房颤且在24～48h以内，称为急性房颤。通常发作可在短时间内自行终止。对于症状显著者，应迅速给予治疗。

最初治疗的目标是减慢快速的心室率。静脉注射洋地黄、β受体阻滞剂或钙拮抗剂，使安静时心率保持在60～80次/min，轻

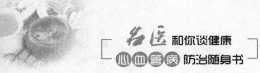
微运动后不超过100次/min。必要时，洋地黄可与β受体阻滞剂或钙拮抗剂合用。心力衰竭与低血压者忌用β受体阻滞剂与维拉帕米，预激综合征合并房颤禁用洋地黄与维拉帕米。经以上处理后，房颤常在24～48h内自行转复，仍未能恢复窦性心律者，可应用药物或电击复律。如患者发作开始时已呈现急性心力衰竭或血压下降明显等表现，宜紧急施行电复律。IA（奎尼丁、普鲁卡因胺）、IC（氟卡尼、普罗帕酮）或Ⅲ类（胺碘酮）抗心律失常药静注均能有效转复房颤，成功率可达60%。奎尼丁可诱发致命性室性心律失常，增加死亡率，目前已很少应用。IC类药亦可致室性心律失常，严重器质性心脏病患者不宜使用。胺碘酮致心律失常发生率最低。药物复律无效时，可改用电复律。

（2）慢性心房颤动

根据慢性房颤发作的持续状况，可分为阵发性、持续性与永久性三类。阵发性房颤常能自行终止，急性发作的处理如上所述。当发作频繁或伴随明显症状，可应用口服普罗帕酮、氟卡尼或胺碘酮，减少发作的次数与持续时间。持续性房颤不能自发转复窦性心律。复律治疗成功与否与房颤持续时间的长短、左房大小和年龄有关。普罗帕酮、氟卡尼、索他洛尔与胺碘酮均可供选用。复律后复发机会仍很高，上述药物亦可用作预防复发。如选用电复律治疗，应在电复律前几天给予抗心律失常药，预防复律后房颤复发，部分患者亦可能在用药后恢复窦性心律。

慢性房颤经复律治疗无效者，称为永久性房颤。此时，治疗目的应为控制房颤过快的心室率。首选的药物为地高辛，可单独或与β受体阻滞剂或钙通道阻滞剂合用。但应注意这些药物的禁忌证。

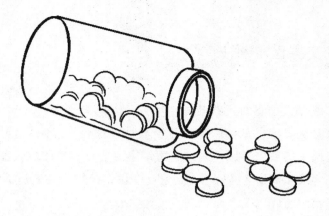

（3）预防栓塞并发症

慢性房颤患者有较高的栓塞发生率。过去有栓塞病史、严重瓣膜病、高血压、糖尿病、老年患者、左心房扩大、冠心病等均属发生栓塞的危险因素。存在以上任何一种情况，均应接受长期抗凝治疗。口服华法林，使凝血酶原时间国际正常化比值（INR）维持在2.0～3.0之间，能安全而有效预防脑卒中发生。不适宜应用华法林的患者以及无以上危险因素的患者，可改用阿司匹林（每日300mg）。施行长期抗凝治疗应考虑个体的不同状况，严密监测药物可能有潜在出血的危险。房颤持续不超过2天，复律前无须先进行抗凝治疗。否则应在复律前接受3周的华法林治疗，待心率转复后继续治疗3～4周。紧急复律治疗可改用静注肝素抗凝。

房颤发作频繁、心室率很快，药物治疗无效者可施行房室结改良或消融术，并同时安置频率应答式心室按需起搏或双腔起搏器。其他治疗方法包括外科手术、植入式心房除颤器等。房颤时心室率较慢，患者耐受良好者，除预防栓塞并发症外，通常无须特殊治疗。

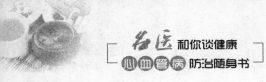
房室交界区心律失常

1. 房室交界区性期前收缩

房室交界区性期前收缩简称交界性期前收缩。临床较少见，冲动起源于房室交界区，因为房室结本身不具有自律性。冲动起源于房室交界区，可做前向与逆向传导，分别产生提前发生的QRS波训与逆行P波。

交界区性期前收缩通常无须治疗。

2. 阵发性室上性心动过速

阵发性室上性心动过速简称室上速，是发生于心房和房室交界区以及房室间以折返为其发生机制的一类心律失常总称，折返可发生于窦房结及其周围组织、心房内、房室结内或房室之间，分别称为窦房结折返性心动过速、心房内折返性心动过速、房室结折返性心动过速和房室折返性心动过速。其中房室结折返性心动过速和房室折返性心动过速约占90%以上。

室上速常见于无明显心脏病的青年人，发作常与情绪激动，过度疲劳，烟酒过量，喝浓茶、咖啡有关。器质性心脏病如风心瓣膜病、冠心病、高血压心脏病、肺源性心脏病、心肌病、甲状腺功能亢进性心脏病等也可造成心动过速。另外，如低钾血症、洋地黄中毒、心导管检查与心脏手术等也会造成心率过快。

绝大多数患者可有自觉突然发生快速心跳，出现心慌，并又可突然停止，心慌消失。若有器质性心脏血管病或心功能不全者，可发生心衰、休克，甚至死亡。风湿性心脏病左房室瓣狭窄可引起急性肺水肿，冠心病可引起心绞痛甚至心肌梗死。部分患

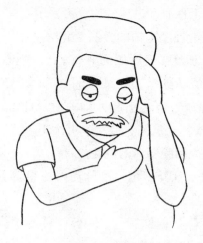

者室上性心动过速发作时可出现多尿，这与心房肽分泌过多
有关。

【问答】

疑问：室上性心动过速可否用射频消融治疗？

解答：室上性心动过速（房速）是指规律而快速的房性
节律，且其起源点可能来自心房的任何部位，频率110～250
次/min，表现为阵发性和（或）持续性。室上性心动过速是
可以用射频消融治疗的。射频消融是治疗室上性心动过速的
安全和有效方法，即刻成功率在95%以上，复发率在5%。
与药物治疗相比，射频消融不是暂时性预防或终止心动过速
的发作，而是一次性根治，不再需要使用抗心律失常药物；
与外科手术比，它不需要开胸、不需要全麻、患者无痛苦、
操作方法简便。总之，它是一种安全有效、简便易行的治疗
方法。

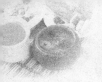

对阵发性室上性心动过速的治疗可采用：

（1）刺激迷走神经末梢的方法，此法多适用于青年人，老年人不用。1）请患者屏气后用力呼气；2）刺激咽部引起恶心；3）指压或按摩颈动脉窦，先试右侧10s，如无效再试左侧10s，切勿两侧同时加压，以免引起大脑缺血。此方法必须由医生操作；4）指压眼球，也是先右后左，每次不超过10s，不能用力过猛，否则有引起视网膜剥离的危险。

（2）维拉帕米（异搏定）静脉注射，患者2周内未用β受体阻滞剂者可作首选。

（3）毛花苷C（西地兰）对于PSVT伴心功能不全者应首选，但预激综合征有QRS波宽者禁用。

（4）胺碘酮加葡萄糖液，静脉注射。效果较毛花苷C（西地兰）快，比维拉帕米（异搏定）慢，但副作用极少。

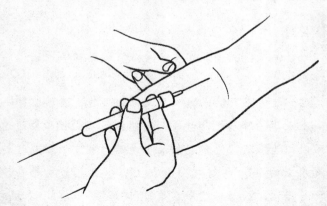

（5）三磷腺苷（ATP）对窦房结和房室结均有明显抑制作用，对经房室交界区折返的PSVT有效。为防止严重窦性静止、房室传导阻滞，可与阿托品联合静脉推注。老年人及病窦综合征者禁用。

（6）超速或配对起搏各种药物治疗无效者，可经食管或心房内超速或配对起搏以终止心动过速发作。

（7）紧急情况时，如急性心衰、休克等，有条件可用同步直流电复律。

（8）经导管射频消融术安全有效，并发症少，可有效治疗大多数患者。

心室性心律失常

【问答】

疑问：如果在院外突然得了室性心动过速该如何处理？

解答：室性心动过速是一种较常见的疾病，当发生了室上性心动过速，或者正巧碰到室上性心动过速的患者发作时，切记不要惊慌，可首先采取安全可靠的机械刺激迷走神经的方法来终止发作。近年来机械刺激迷走神经的方法有了很多新的进展，这些方法易于掌握，并不受各种条件限制，且简易安全，患者可以自救自治。现介绍几种易于掌握的方法，大家可根据条件选择应用。

1. 刺激舌根部，应用压舌板、筷子或铅笔压舌根部或刺激咽壁诱发恶心或呕吐，可重复进行2～3次。一旦发作终止，即停止刺激。

2. 深吸气后屏气，然后用力呼气；或者深呼气后屏气，再用力做吸气动作，苦能采取卧位效果更佳。

3. 取坐位，桌上放一盆水，水温18～20℃，深吸气后屏气，迅速将面部浸入盆中，浸至耳前水平，持续30～35s。苦难以坚持可以暂停。若无效，休息数分钟后再重复进行。

4. 捶击心前区，让患者平卧，左手掌紧贴在患者的心前区（相当于心脏所在部位），右手握拳用尺侧以适当力量，捶击左手掌，可重复2～3次。

5. 按压眶上孔，以拇指重按一侧或两侧眶上孔，持续10～15s，此法较传统压迫眼球法安全易行。

6. 腹部加压，让患者平卧，双腿屈曲，深吸气后屏气，双手交叉压在患者下腹部（腹部动脉搏动处），按压15～20s，无效时可重复进行。

7. 刺激鼻前庭，可试用棉球等刺激性物质，刺激鼻腔，引起患者打喷嚏。

无论是有病的室上性心动过速还是健康人出现的室性心动过速均可在院外首先选择上述刺激迷走神经的方法，必要时可联合应用几种方法．若以上方法治疗有效，应立即停止刺激，若不能奏效应及时去医院诊治。

1. 室性期前收缩

室性期前收缩，这是一种最常见的心律失常。正常人与各种心脏病患者均可发生室性期前收缩。正常人发生室性期前收缩的机会随年龄的增长而增加。心肌炎、缺血、缺氧、麻醉、手术和左室假腔索等均可使心肌受到机械、电、化学性刺激而发生室性期前收缩。洋地黄、奎尼丁、三环类抗抑郁药中毒发生严重心律失常之前常先有室性期前收缩出现。电解质紊乱、精神不安，过量烟、酒、咖啡亦能诱发室性期前收缩。

　　室性期前收缩常见于冠心病、心肌病、风湿性心脏病与二尖瓣脱垂患者。患者可感到心悸不适。当室性期前收缩发作频繁或呈二联律，可导致心排出量减少。如患者已有左室功能减退，室性期前收缩频繁发作可引起晕厥。室性期前收缩发作持续时间过长，可引起心绞痛与低血压。听诊时，室性期前收缩后出现较长的停歇，室性期前收缩之第二心音强度减弱，仅能听到第一心音。桡动脉搏动减弱或消失。颈静脉可见正常或巨大的a波。

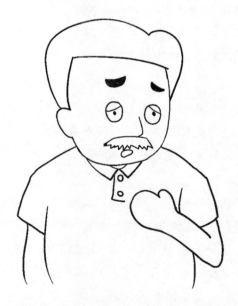

　　对于室性期前收缩的治疗首先应对患者室性期前收缩的类型、症状及其原右心脏病变做全面的了解；然后，根据不同的临床状况决定是否给予治疗，采取何种方法治疗以及确定治疗的终点。对器质性心脏病、偶发或不影响心排血量的期前收缩一般不需特殊治疗。频发的、症状明显或伴有器质性心脏病，尤其是急

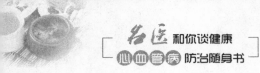
性心肌缺血时出现频发的、多源性、成对的室性期前收缩、RonT型室性期前收缩，必须积极治疗，以防发生室性心动过速、心室颤动而猝死。

2. 室性心动过速

室性心动过速是发生于希氏束分叉以下部位的心动过速。

室速绝大多数发生于器质性心脏病，尤其是心肌病变广泛而严重的患者，如冠心病，特别是急性心肌梗死者、扩张型及肥厚型心肌病、严重心肌炎等。心瓣膜病、二尖瓣脱垂等，亦可发生。其他病因尚有药物中毒（如洋地黄中毒）、Q-T间期延长综合征、低温麻醉、心肺手术等，偶尔室速亦可发生在无器质性心脏病者身上，称为阵发性室速。

【问答】

疑问：室速症状轻重的影响因素有哪些？

解答：（1）室速发作的频率和持续时间，是否引起血流动力学改变；

（2）有无心脏病及心功能情况。非持续性室速（发作时间小于30s）或室速频率过快或无器质性心脏病者，可无症状或仅有心悸；持续性室速（发作时间30s）或室速频率过快或原有严重心脏病，由于可引起明显血流动力学障碍，患者可有心悸、乏力、眩晕或晕厥、心绞痛、低血压、休克或急性肺水肿。严重者可发展为心室扑动、颤动而猝死。

在治疗室性心动过速时，首先应决定哪些患者应给予治疗。目前除了β受体阻滞剂、胺碘酮以外，尚未能证实其他抗心律失常药物能降低心脏性猝死的发生率。况且，抗心律失常药物本身亦会导致或加重原有的心律失常。目前对于室速的治疗，一般遵循的原则是：无器质性心脏病患者发生非持续性室速，如无症状及晕厥发作，无须进行治疗；持续性室速发作，无论有无器质性心脏病，均应给予治疗；有器质性心脏病的非持续性室速亦应考虑治疗。

在发作控制后，可口服普鲁卡因胺 0.5g 或奎尼丁 0.2g，每 6 小时 1 次以防复发。对冠心病、心肌梗死者如出现 Lown Ⅲ级以上的室早，应连用利多卡因数日。治疗反应不佳时要检查血钾、血镁给以补足。对心肌缺血及心力衰竭是否改善，酸碱平衡是否纠正，尤其注意抗心律失常药物所致的心律失常，并给予及时的处理，避免奎尼丁与洋地黄、氟卡尼与胺碘酮并用，以免导致扭转型室速的发生。单一药物治疗无效时，可联合应用作用机制不同的药物，各自药量均可减少。不应使用单一药物大剂量治疗，以免增加药物的不良反应。药物组合方式可依据临床经验选定。心电生理药物试验与动态心电图检查均可为临床提供选药指引与疗效判断。抗心律失常药物亦可与埋藏式心室或心房起搏装置合用，治疗复发性室性心动过速；植入式心脏转律除颤器、外科手术、导管消融术等亦已成功应用于选择性病例。冠状动脉旁路移植手术对某些冠心病合并室速的患者亦可能有效。

3. 心室扑动与心室颤动

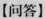

【问答】

疑问：室扑与室颤的前兆征象是什么？

解答：多数患者在发生室扑与室颤前有先兆征象，肢乏、寒冷、心前区不适、头晕及原发病表现，进一步发展为

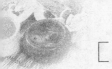

发绀、血压下降、呼吸急促、胸闷、心跳改变、意识障碍及烦躁不安。心电示波可见频发性、多源性或连续性的室早，尤其是可见 RonT 现象、短阵室速、TDP、Q–T 间期延长、传导阻滞等多种严重的心律失常。

心室扑动与颤动常见于缺血性心脏病。此外，抗心律失常药物（特别是引起 Q–T 间期延长与尖端扭转的药物）、严重缺氧、缺血、预激综合征合并房颤与极快的心室率、电击伤等亦可引起。心室扑动与颤动为致命性心律失常。

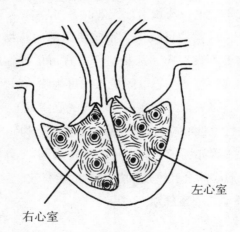

左心室

右心室

单纯心室扑动少见，且很快即会转为心室颤动。心室颤动分为临终前和原发性两类。临终前心室颤动一般难于逆转。原发性心室颤动的常见病因为急性心肌梗死，严重低钾血症，药物如洋地黄、奎尼丁、普鲁卡因胺、氯喹等的毒性作用，Q–T 间期延长综合征、心脏手术、低温麻醉、电击等。

室扑和室颤为最严重的心律失常，一旦发生，应立即去除病因，及早进行心肺复苏及直流电非同步、电转复，使用能量300~400J。

心脏传导阻滞

【问答】

疑问：心脏传导阻滞可分为几度？

解答：按照传导阻滞的严重程度，通常可分成三度。

Ⅰ度传导阻滞是传导时间延长，全部冲动仍能传导。

Ⅱ度传导阻滞又分两型，莫氏Ⅰ型和Ⅱ型。莫氏Ⅰ型阻滞又称文氏型房室传导阻滞，表现为传导时间进行性延长，甚至不能传导，周而复始。莫氏Ⅱ型阻滞表现为间歇出现的传导阻滞，按一定比例传导。

Ⅲ度传导阻滞又称为完全性传导阻滞，此时全部冲动均不能被传导。

Ⅰ度传导阻滞和Ⅱ度Ⅰ型传导阻滞可见于正常人或运动员，与迷走神经张力有关。症状不明显者，一般不需要特殊处理，定期复查心电图。

冲动在心脏传导系统的任何部位传导时均可发生阻滞。如发生在窦房结与心房之间，称窦房传导阻滞。在心房与心室之间，称房室传导阻滞。位于心房内，称房内阻滞。位于心室内，称室内传导阻滞。

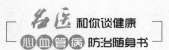

1. 窦房传导阻滞

窦房结产生的冲动，部分或全部不能到达心房，引起心房和心室停搏一次或接连两次以上的，称为窦房传导阻滞。可为急性与慢性，是较少见的心律失常之一。

窦房传导阻滞的病因可能为迷走神经张力过高或是由某些疾病导致窦房结供血不足或退行性病变而导致窦房阻滞发生，如急性心肌梗死、急性心肌炎等可引起急性窦房阻滞；窦房结的长期缺血如冠心病或窦房结的退行性疾病变则可引起持久的慢性窦房阻滞。由于病理、药理或生理的原因使窦房结产生的冲动向心房传导发生障碍，使冲动延缓或不能传入心房，引起窦房阻滞。

洋地黄或奎尼丁类药物引起的窦房传导阻滞为毒性反应，应停药。无明显症状者不需治疗，应注意观察；症状明显者可选用阿托品或异丙肾上腺素，原则上应选择安装人工起搏器。

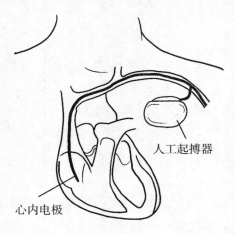

人工起搏器

心内电极

2. 房室传导阻滞

房室传导阻滞又称房室阻滞，是指房室交界区脱离了生理不应期后，心房冲动传导延迟或不能传导至心室。房室阻滞可以发生在房室结、希氏束以及束支等不同的部位。

正常人或运动员可发生文氏型房室阻滞（莫氏Ⅰ型），与迷走神经张力增高有关，其他导致房室阻滞的病变有：急性心肌梗死、冠状动脉痉挛、病毒性心肌炎、心内膜炎、心肌病、急性风湿热、钙化性主动脉瓣狭窄、心脏肿瘤、先天性心血管病、原发性高血压、心脏手术、电解质紊乱、药物中毒、Lyme病（螺旋体感染）、Chagas病（原虫感染）、黏液性水肿等。Lev病（心脏纤维支架的钙化与硬化）与Lenegre病（传导系统本身的原发性硬化变性疾病）可能是成人孤立性慢性心脏传导阻滞最常见的病因。

【问答】

疑问：患有房室传导阻滞的患者在何种情况下可植入起搏器？

解答：心脏起搏是房室传导阻滞的主要治疗措施。植入起搏器的绝对适应证是：有症状的Ⅲ度房室传导阻滞（包括充血性心衰、心绞痛、意识障碍）；有症状的Ⅱ度房室传导阻滞；房速伴有症状的高度房室传导阻滞。

对于一过性房室传导阻滞或在紧急情况下起搏器不能及时植入时，可选用的药物有阿托品、异丙肾上腺素，通过兴奋肾上腺素受体改善房室传导。激素可用于各种心肌炎、急性心肌梗死或心脏直视手术损伤引起的急性房室传导阻滞。药物治疗很少用于室性房室传导阻滞的治疗。

有起搏器植入适应证的患者在未植入起搏器前应严密心电监护。备用阿托品、异丙肾上腺素等药物。完全性房室传导阻滞引起心脏停搏时，也可采取心前区叩击法使心室收缩。

3. 房内传导阻滞

正常窦房结的兴奋动沿窦房结与房室结之间的传导系统即结间束，将激动传至房室结，前结间束的房间支将激动从右房传到左房。当结间束传导功能发生障碍时，则出现心房内传导阻滞。

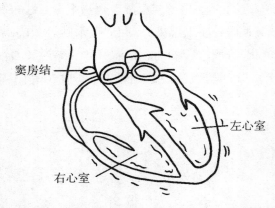

可分为不完全性心房内传导阻滞和完全性心房内传导阻滞。

不完全性心房内传导阻滞是由于冲动在心房内的异位兴奋动，在除极过程中侵入窦房结，使之兴奋不能下传或延迟所致。不完全性心房内传导阻滞虽无血流动力学上的意义但却有半数患者常有反复发作的阵发性心房颤动或心房扑动病史，40%的患者可有房性期前收缩及房性心动过速史。患者可有胸闷、气促、心跳不齐等症状。本身无特殊治疗方法，主要针对原发病治疗，心力衰竭时应及时纠正。

完全性心房内传导阻滞指心房同时受到房内两个起搏点所兴奋而不互相抑制，窦性兴奋心房的一部分并能下传心室，余下的心房部分由一异位心房起搏点所兴奋，但不传入心室。完全性心房内传导阻滞即心房分离多见于器质性心脏病病情危重期，也常发生在危重患者临死前数小时。此外洋地黄中毒、尿毒症和药物（如服用胺碘酮）影响也可见到，多表现为原发疾病的临床表现。主要治疗原发病及对症处理。必要时应安置人工心脏起搏器。

房内传导阻滞的预后取决于发生的病因及病理变化，只要病因能解除，心肌组织的病理变化是可逆转或减轻的。如为高血钾所致心房内传导阻滞，在积极纠正高钾血症的前提下，阻滞可消失，预后较好。

4. 室内传导阻滞

室内传导阻滞又称室内阻滞，是指希氏束分叉以下部位的传导阻滞。室内传导系统由三个部分组成：右束支、左前分支和左后分支，室内传导系统的病变可波及单支、双支或三支。

右束支阻滞较为常见。大面积肺梗死、急性心肌梗死后可出现暂时性右束支阻滞。永久性病变常发生于风湿性心脏病、高血压心脏病、冠心病、心肌病与先天性心血管病。此外，正常人亦可发生右束支阻滞。

左束支阻滞常发生于充血性心力衰竭、急性心肌梗死、急性感染、奎尼丁与普鲁卡因胺中毒、高血压心脏病、风湿性心脏病、冠心病与梅毒性心脏病。左前分支阻滞较为常见，左后分支阻滞则较为少见。单支、双支阻滞通常无临床症状。间可听到第一、二心音分裂。完全性三分支阻滞的临床表现与完全性房室阻滞相同。

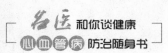

心律失常的日常保健

1. 预防诱发因素

一旦确诊后患者往往高度紧张、焦虑、忧郁，严重关注，频频求医，迫切要求用药控制心律失常。而完全忽略病因、诱因的防治，常造成喧宾夺主，本末倒置。

2. 稳定的情绪

保持平和稳定的情绪，精神放松，不过度紧张。精神因素中尤其紧张的情绪易诱发心律失常。所以患者要以平和的心态去对待，避免过喜、过悲、过怒，不计较小事，遇事自己能宽慰自己。

3. 自我监测

在心律失常不易被抓到时，患者自己最能发现问题。有些心律失常常有先兆症状，若能及时发现及时采取措施，可减少甚至避免再发心律失常。

4. 合理用药

心律失常治疗中强调用药个体化，而有些患者往往愿意接受病友的建议而自行改药、改量。这样做是危险的。患者必须按要求服药，并注意观察用药后的反应。有些抗心律失常药有时能导致心律失常，所以，应尽量少用药，做到合理配伍。

5. 定期检查身体

定期复查心电图、电解质、肝功、甲功等，因为抗心律失常药可影响电解质及脏器功能。用药后应定期复诊及观察用药效果和调整用药剂量。

6. 生活要规律

养成按时作息的习惯，保证睡眠。因为失眠可诱发心律失常。运动要适量，量力而行，不勉强运动或运动过量，不做剧烈及竞赛性活动，可做气功、打太极拳。洗澡水不要太热，洗澡时间不宜过长。养成按时排便习惯，保持大便通畅。饮食要定时定量。节制性生活，不饮浓茶不吸烟。避免着凉，预防感冒。不从事紧张工作，不从事驾驶员工作。

心律失常的饮食调养

心律失常患者安排好日常的饮食，对疾病的康复起重要作用，心律失常常由冠心病、高血压、心脏病、风湿性心脏病、心肌病等多种原因引起，在饮食中应避免促使高血压、动脉硬化等病情发展及加重的食品，同时还应限制热量供给，降低肥胖者的体重，减轻心脏负担。

1. 限制热量供给

一般每日每千克体重 105～146kJ，身体肥胖者可按下限供给。

2. 限制蛋白质供给

一般按每日每千克体重 1～1.5g 供给，出现心衰及血压高时，蛋白质应控制在每日每千克体重 1g 以内。

3. 限制高脂肪、高胆固醇食物

如动物内脏、动物油、肌肉、蛋黄、螃蟹、鱼子等。

4. 应供给富含 B 族维生素、维生素 C 及钙、磷的食物

应多食用新鲜蔬菜及水果，以供给维生素及无机盐和维持心

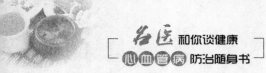

肌的营养和脂类代谢，同时还可防止大便干燥。

5. 禁用刺激心脏及血管的物质

如烟酒、浓茶、咖啡及辛辣调味品，慎食胀气的食物，如生萝卜、生黄瓜、圆白菜、韭菜、洋葱等，以免胃肠胀气，影响心脏活动。

6. 限制盐及水的摄入

尤其对有水肿的患者，更应严格控制。有水肿和心力衰竭者，饮食中不得加盐和酱油。

7. 应少食多餐

避免过饥过饱，尤其饮食过饱会加重心脏负担，加重原有的心律失常。

第三章
心搏骤停与心脑肺复苏

人工心脏起搏

【问答】

疑问：安装心脏起搏器能使用多久？

解答：起搏器的使用年限取决于起搏器电池的寿命及起搏器实际工作情况。一般单腔起搏器的寿命为9~11年，双腔起搏器的寿命为6~9年。起搏器电池通常不会突然耗尽。随访目的之一是请医生检查起搏器的电池情况。当电池接近用完时起搏器会发出警告标志，此时医生会安排更换手术。起搏器电池不能像一般电池那样被更换，它的电池和电路一起被密封在脉冲发生器中以隔绝体液防止短路，故电池用尽时需进行手术更换起搏器。

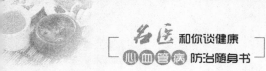

人工心脏起搏是通过脉冲发生器发出脉冲电流，经电极导管刺激心脏，以带动心搏控制心律的方法。

有起搏或传导系统功能障碍的心脏，心率极为缓慢，甚至停搏。如此时心脏仍保持兴奋、收缩以及心肌纤维间传导的功能，则以人工心脏起搏器发出一定形式微弱的脉冲电流，通过导线和电极的传导，刺激电极所接触的心肌而使之兴奋，继而兴奋沿心肌向四周传导扩散，即可使心房或心室兴奋和收缩。人工心脏起搏的作用实际是提供人造的异位兴奋灶，以代替正常的起搏点来兴奋心脏。对于因心肌的兴奋和收缩功能丧失所致的心脏停搏，人工心脏起搏则不起作用。主要用于治疗缓慢性心律失常，也用于治疗快速性心律失常。

人工心脏起搏器是由电子脉冲发放器和电子脉冲传导器（导线电极）组成。它由电子脉冲发放器发放一定形式的脉冲，经导线和电极的传导刺激心肌，使心肌产生兴奋、传导和收缩，从而

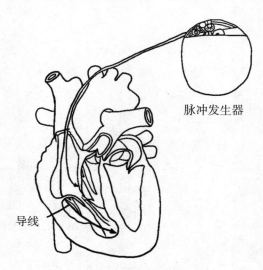

脉冲发生器

导线

人工心脏起搏器的安装

完成一次有效的心脏跳动。安装人工心脏起搏器，是治疗一些快速或缓慢心律失常的有效方法。

1. 起搏器参数

（1）阈值

也就是诱发有效起搏的最小刺激量。我国所用为电压阈值，其值与多种因素如电极的位置、电极的成熟性、脉冲宽度、电极材料、电极表面积、电极极性、药物、电解质等因素有关。

（2）心肌阻抗

起搏器起搏电流通过心脏时，心肌对电流呈现一定的阻力为心肌阻抗。一般认为阻抗过大起搏阈值增加，阻抗减少则耗电量增加。

（3）脉冲宽度

也就是脉冲持续时间，一般在0.5～1ms之间。

（4）脉冲强度

也就是脉冲幅度，电压型起搏器，一般为5.2～7V电压。另外还有电流型起搏器则以脉冲的幅度表示。

（5）感知灵敏度

按需型起搏器能感知模拟R波最小值，以后抑制起搏脉冲的发放，此值即为感知灵敏度，一般为2～3.7mV。

（6）反拗期

在每次起搏脉冲发放之后或起搏器感受自身心动之后，脉冲发生器存在一段对于低于50～100mV的信号不再感受的时间，即为起搏反拗期和感知反拗期。这样可以避免T波和早期的期外收缩对脉冲周期的影响，反拗期为200～360ms之间。

2. 起搏器命名代码

为使日益增多的各种类型起搏器的命名统一，心脏起搏电生

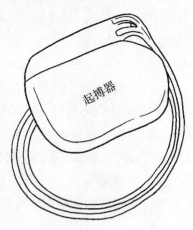

理学会（NASPE）于1987年制定NBG代码命名。下表所示的五位字母代码起搏器命名法自左向右，各个位置字母代表的意义为：

第一位：表示起搏的心腔。分别由A、V和D代表心房、心室和双心腔。

第二位：表示感知的心腔。亦分别由A、V、D代表，另用O代表无感知功能。

第三位：表示起搏器感知心脏自身电活动后的反应方式。有T（触发型）、I（抑制型）、D（兼有触发和抑制型）和O（无感知反应）。

第四位：代表起搏器程序控制调节功能的程度。分别有P（1~2种简单程控）、M（两种以上参数的多功能程控）、C（遥测）、R（频率应答）和O（无程控功能）。

第五位：代表抗快速心律失常的起搏治疗能力。有P（抗心动过速）、S（电转复）和D（两者都有）。

各个位置字母代表的意义见表3-1。

表3-1　起搏器五位编码法

I	II	III	IV	V
起搏心腔	感知心腔	反应方式	程控、频率应答、遥测功能	抗心动过速及除颤功能
O	O	O	O	O
A	A	I	P	P
V	V	T	M	S
D	D	D	C	D
			R	

3. 常用的起搏器

（1）固定频率型起搏器

1）AOO

心房起搏，无感知功能，属非同步型，其发放脉冲与自身心脏节律无关，无论有无心脏自主节律及自身节律的快慢，均按固定频率发放脉冲，可与自身节律发生竞争，如脉冲落在心房易损期则可引起房颤，且AOO必须用于房室传导功能完全正常的患者，目前临床极少应用。

2）VOO

心室起搏的非同步型固率起搏器，基本性能同AOO，因与心室竞争，偶尔脉冲落在T波上，可致室颤或室速。

（2）P波同步型起搏器（VAT）

为心室起搏，心房感知后触发心室刺激，在心房内放置感知电极，心室腔放置起搏电极，当感知到心房电活动后，经一个延迟时间（一般为120ms）后发放冲动刺激心室，因此，心室率随心房率变化而变化，仅用于房室传导阻滞而窦房结功能正常的患者，为了防止房性心律失常（房速、房扑、房颤）的触发，脉冲发生器必须具备400～500ms的不应期，将心率限制在150次/min以下。

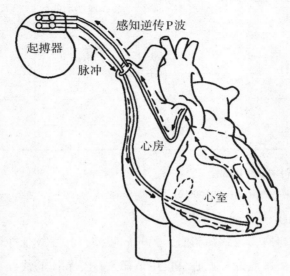

（3）心室同步型起搏器

起搏器按照自身心室率的情况调整发放脉冲刺激，以避免刺激脉冲与心室自身激动的竞争，仅用一根心室电极，兼有感知QRS波和刺激心室的双重功能，分为心室R波触发（VVT）和R波抑制（VVI）型。

1）VVT

为心室起搏、心室感知后触发起搏型，又称心室（R波）触发按需型起搏器。即当有自身QRS波出现，起搏器感知后立即发放电脉冲，此电脉冲恰好与自身QRS波同时发生（即落在心室的绝对不应期），为无效脉冲，如无自身QRS波，则起搏器以一定频率发射冲动。

2）VVI

为心室起搏，心室感知后抑制，即 R 波抑制型起搏器。当有自身 QRS 波，且频率超过起搏器预定的频率时，起搏器受到抑制而不发放脉冲，当自身 QRS 波频率低于起搏频率，则起搏器控制心室率，故又称按需型起搏器。

（4）房室顺序型起搏器（DVI）

心房、心室起搏，心室感知后抑制，即心房和心室各置一电极，心房电极仅有起搏功能，而心室电极则兼有起搏和感知功能。如有自身 QRS 波，则起搏器不发放冲动；而无 QRS 波，则起搏器先发放心房脉冲，经一段时间后发放心室脉冲。

（5）心房同步心室抑制型起搏器（VDD）

即心室起搏，房室感知，心房触发心室抑制型起搏器（VVI+VAT）。

（6）全自动型起搏器（DDD）

即房、室起搏，房、室感知，心房触发、抑制及心室抑制型，又称全能型起搏器，是目前最完善的双腔生理起搏器，具有VDD、DVI、AAI、VAT 及 VVI 的功能。

（7）频率自适应（频率调制）型起搏器

DDD 双腔起搏器理想的选择是只有房室传导阻滞而窦房结功能正常的患者，双腔起搏器通过替代房室结可保持患者房室传导的完整性，对运动的反应是随患者窦率增加而增加，由 P 波触发心室起搏。但如患者既有窦房结功能低下又有传导系统病变，则DDD 就不能随运动量的增加而增加起搏频率。

4. 人工心脏起搏的适应证

（1）心脏传导阻滞

完全性房室传导阻滞，二度传导阻滞，双侧分支或三分支阻

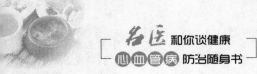
滞，伴右心动过速引起的症状尤其有Adams-Stokes综合征发作或心力衰竭。

（2）病态窦房结综合征

心率极慢引起心力衰竭、黑矇、晕厥或心绞痛等症状或右心动过缓心动过速综合征者。

（3）反复发作的颈动脉窦性昏厥和心室停顿

（4）异位快速心律失常药物治疗无效者

用抗心动过速起搏器或自动复律除颤器。

（5）外科手术前后的"保护性"应用

主要预防发生心率过慢。

（6）心脏病的诊断

包括快速起搏负荷试验，以及协助进行心脏电生理检查等。

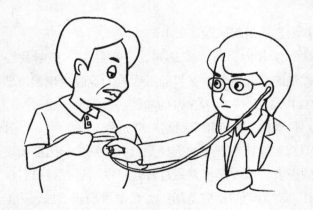

5. 永久性起搏器的注意事项

（1）术后监护期的护理：术后患者需要持续心电监测24～48h，观察起搏器的工作状况和起搏器与心脏的磨合是否和谐。伤口局部用沙袋加压4～6h，防止皮下血肿形成。患者要配合医务人员按时测量体温和观察伤口愈合情况，防止感染。术后若有胸闷、胸痛、面色苍白、出冷汗等症状，可能为心肌穿孔，应及时联系医务人员，以便抢救。

（2）适当安置患者体位：术后3～5天，患者应取半卧位或高枕平卧位，搬动患者应肩臀同步平衡抬起，以防止起搏电极脱位。

（3）适当活动有利于康复：术后应尽早在床上做肢体活动，防止肢体发生失用性萎缩，如握拳、摇手、弯肘、抬腿及非手术侧肩关节的运动，当然，要限制术侧上臂的运动。术后1个月内，避免大幅度的转体活动及上臂向上、向后大幅度运动，这样易造成电极脱位。

（4）生活常识：安装永久性起搏器后，一般不会影响使用常用的家用电器，如微波炉、电热锅等。移动电话对起搏器有一定的干扰作用，平时不要将移动电话放在离起搏器很近的衣袋里。如果起搏器安装在右胸，那么请在左侧拨打或接听移动电话。通过机场安检时，请向安检人员出示安装起搏器的有关证明，安检不影响起搏器的正常工作。在操作电焊或发动汽车时，可能会影响起搏器正常工作，如有头晕、眼花、心悸等症状，应尽快停止

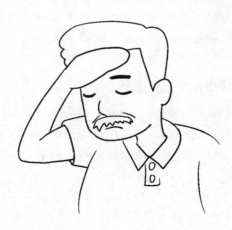

操作并及时远离。CT检查对起搏器有影响。MRT（磁共振）检查应尽量避免。体外震波碎石可干扰甚至造成起搏器的永久损害。在理疗方面，禁止短波透热，避免微波透热。

心脏电复律

【问答】

疑问：哪些病症适用于电复律？

解答：电复律公认的适应证共五类：心房颤动（房颤）、心房扑动（房扑）、室上性心动过速（室上速）、室性心动过速（室速）以及心室颤动/心室扑动（室颤/室扑）。传统观点室颤/室扑为其绝对适应证，其余为相对适应证。指南按需复律的紧急程度对适应证进行分类，包括：择期复律，主要是房颤，适宜于有症状且药物无效的房颤患者，而对无症状且可耐受长期服用华法林者是否获益及获益程度尚无结论；急诊复律，室上速伴心绞痛或血流动力学异常，房颤伴预激前传、药物无效的室速；即刻复律，任何引起意识丧失或重度低血压者。

心脏电复律指在严重快速型心律失常时，用外加的高能量脉冲电流通过心脏，使全部或大部分心肌细胞在瞬间同时除极，造成心脏短暂的电活动停止，然后由最高自律性的起搏点（通常为窦房结）重新主导心脏节律的治疗过程。在心室颤动时的电复律治疗也常被称为电击除颤。

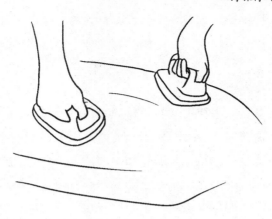

1. 心脏电复律的机制

在异位性快速心律失常中，由于异位起搏点的自律性增强、存在触发或折返机制等因素，造成部分心肌电活动的位相不一致。短时间内经胸壁或直接向心脏通以高压强电流，人为地使所有心肌纤维瞬间同时除极，异位心律也被消除，此时如心脏起搏传导系统中自律性最高的窦房结，能恢复其心脏起搏点的作用而控制心搏。

2. 电复律的禁忌证

病史已多年、心脏（尤其是左心房）明显增大，伴高度或完全性房室传导阻滞的心房颤动，伴完全性房室传导阻滞的心房扑动，反复发作而药物不能维持疗效或伴病态窦房结综合征的异位性快速心律失常，均不宜用本法复律；有洋地黄中毒和低钾血症时，暂不宜用电复律。

3. 电复律的并发症

直流电击复律的并发症有些属于病例选择不当，未严格掌握适应证及禁忌证，或术前准备不够，如低钾血症未纠正，或术前未停用洋地黄，甚至忽视服用洋地黄的病史而仓促进行电击复

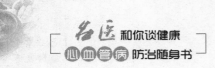

律；有的未按操作规程及未认真检查机器等。除了上述一些人为的因素或可避免因粗疏而发生的并发症外，并发症的发生与所用电量大小有关。

（1）心律失常

电击后常见的心律失常有短暂的窦性心动过缓、房室交界性逸搏、房性逸搏等。一方面由于直流电击引起迷走神经兴奋，另一方面还可能是窦房结在长期被抑制的情况下，在忽然解脱抑制之后有一个苏醒的过程，一般不需要处理，多在数分钟内建立稳定的窦性心律。偶尔电击后发生心搏停止，须立即胸外心脏按压及进行复苏，必要时静脉电极导管起搏。也有少数病例出现混乱性房性心律失常，不久转为房颤或房扑。

（2）心肌损伤

特别在高电量复律后，心电图可出现心肌梗死样的图形，能持续数日之久。为心肌电灼伤的表现。电击后血清酶（LDH、GOT及CPK）升高者在10%左右，大都在5～7天后恢复正常。

（3）低血压

多发生于电量350～400J电击之后，发生率约3%，可持续数小时，常自行恢复正常。

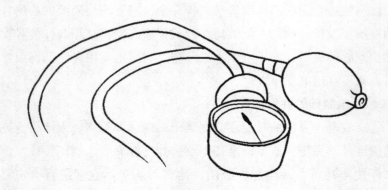

（4）肺和体循环栓塞

发生率1.2%～1.5%，多发生于电复律后立即或数小时，多见于二尖瓣及主动脉瓣病或左心衰竭。

（5）肺水肿

电击复律后发生肺水肿，可见有严重的二尖瓣狭窄合并肺动脉高压或左心室功能降低及采用电量300～400J的患者。

（6）皮肤灼伤

电极板涂布电糊有空白，包布太薄或浸渍盐水不透，电极板与皮肤接触不良，或按压不紧或倾斜，因电极板与皮肤间电阻大而发生皮肤灼伤。

4. 电复律前注意事项

（1）抗凝药物的应用

房颤电复律转复为窦律后易引起栓塞。栓塞常发生于复律后的头10天内。一般认为房颤持续48h后即有血栓形成。对房颤病程不清楚或超过48h者，转复前充分口服华法林3周，复律后继

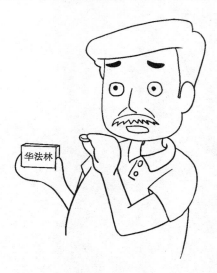

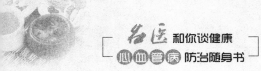
续4周。病程短于48h无血栓迹象者可直接复律，复律前给一次静脉肝素。有血流动力学障碍需立即复律者，之前也需给肝素一次，复律后继续抗凝4周。

（2）抗心律失常药物的应用

电复律前使用抗心律失常药物能提高复律成功率。无论是电复律前用药、房颤药物复律还是复律后窦律的维持，胺碘酮疗效已得到充分肯定。

（3）能量的剂量

AHA／ACC指南推荐剂量为：房颤为100～200J；房扑和阵发性室上速较低为50～100J；单形性室速为100J，多形性室速与室颤同等对待为200J；室扑和室颤为200J。

（4）麻醉前吸氧及麻醉方法

电复律麻醉前常规吸氧5～15min，提倡静脉缓慢注射地西泮（安定）10～20mg，必要时可追加10mg，同时嘱患者报数直至进入朦胧状态，睫毛反射消失。术前禁食8h，防呕吐物误吸。电极板应紧贴皮肤施以12kg压力。

第四章
瓣膜性心脏病

二尖瓣狭窄

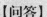

【问答】

疑问：哪些是二尖瓣狭窄患者的好发人群？

解答：绝大多数的二尖瓣狭窄是由风湿热所致。二尖瓣狭窄好发于20~40岁的青壮年，2/3的患者为女性。

二尖瓣狭窄病变多出现于首次感染风湿热的2年之后，单纯二尖瓣狭窄占风湿性心脏病的25%，二尖瓣狭窄并二尖瓣关闭不全占40%。其他可导致二尖瓣狭窄的病因还有：

1. 瓣环钙化，多见于老年人。

2. 结缔组织疾病，如系统性红斑狼疮、硬皮病。

3. 肠原性脂代谢异常。

4. 恶性类癌综合征。

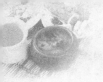

5. 多发性骨髓瘤。

6. 偶尔有先天性二尖瓣环缩窄，引起二尖瓣狭窄。

【问答】

疑问：哪些病史与二尖瓣狭窄有密切联系？

解答：部分患者可有风湿热、游走型大关节炎史，但许多患者为隐匿发作过程，无明显风湿热病史。轻、中度二尖瓣狭窄患者，可无明显症状，一般体力活动不受限，有的患者查体时才发现有二尖瓣狭窄。

二尖瓣狭窄的临床表现主要有以下方面：

1. 呼吸困难

劳力性呼吸困难，由于肺瘀血使肺顺应性减低，肺换气功能障碍，活动时出现呼吸困难，肺瘀血逐渐加重。可有端坐呼吸甚至急性肺水肿。

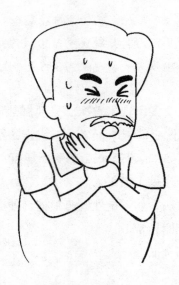

2. 咳嗽与咯血

咳嗽多为频繁干咳。活动时及夜间加重。此多因左房高压所致反射性咳嗽。左房扩张压迫支气管亦引起咳嗽，并易引起支气管炎，如合并感染则可有黏痰或脓性痰。肺静脉高压致支气管静脉曲张、破裂可有大量咯血，呈鲜红色，肺瘀血性咯血为痰中带血丝，严重时呈粉红色泡沫痰为急性肺水肿表现。

3. 声音嘶哑

为扩大的左心房及肺动脉压迫喉返神经致声带麻痹而引起。

4. 右心衰竭症状

可有食欲不振、腹胀、下肢水肿及尿少等，此时呼吸困难反见减轻。

【问答】

疑问：二尖瓣狭窄可能造成的并发症有哪些？

解答：二尖瓣狭窄可能造成的并发症有：充血性心力衰竭、急性肺水肿、心房颤动、栓塞、感染性心内膜炎。

1. 充血性心力衰竭

多为右心衰竭，是本病常见的并发症及主要致死原因，多见于严重二尖瓣狭窄的晚期，临床上除有明显的呼吸困难、胸闷、气短等心脏表现外，还有肝区疼痛、食欲不振、水肿、尿量减少和黄疸等症状。体检有颈静脉怒张、肝大、腹水、下肢水肿等。

2. 急性肺水肿

急性肺水肿是重度二尖瓣狭窄的严重而紧急的并发症，病死率较高，多由剧烈体力活动、情绪激动或心动过速、妊娠或大量快速输液和肺部感染所诱发。临床上患者有急速发展的气促、呼吸困难、不能平卧或端坐呼吸、发绀、大汗、咳嗽及咳粉红色泡沫样浆液痰，双肺满布湿啰音，伴哮鸣音，如未及时抢救，往往致死。

3. 心房颤动

见于50%以上的患者，由于左房扩大和风湿性炎症引起心房壁纤维化和肌束排列紊乱，致传导速度和不应期不齐，促成房性心律失常发生，房性期前收缩为其前奏。开始为阵发性心房扑动或颤动，以后转为慢性心房颤动。

4. 栓塞

20%发生体循环栓塞。心房颤动、大左房、栓塞史或心排血量明显降低为发生体循环栓塞的危险因素。

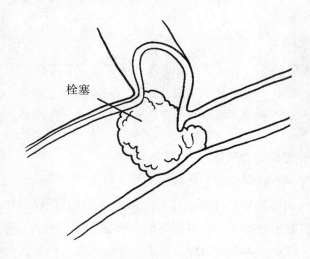

栓塞

5. 感染性心内膜炎

二尖瓣狭窄可有感染性心内膜炎的并发症，但更常见于伴有二尖瓣反流或单纯二尖瓣反流的患者。

【问答】

疑问：二尖瓣狭窄患者在什么情况下应该进行手术治疗？

解答：二尖瓣狭窄患者如果仅有体征，但无临床症状，不需手术。凡心脏功能在二级或三级者可考虑手术，心脏功能四级者一般不宜手术。心力衰竭者，需待症状改善、病情稳定时进行。急性左心衰伴大量咯血者若其他治疗无效时，有时可做急诊手术。

二尖瓣狭窄较重已出现症状者，应限制钠盐的摄入并服用利尿剂。对出现右心衰竭或出现房颤者，可给予洋地黄类药物治疗。对长期心衰特别是伴房颤者，可采用抗凝治疗。心率过快者，可加服β受体阻滞剂。但二尖瓣狭窄药物治疗方法非常有限，目前没有药物可以改善生存率，介入和手术治疗是治疗本病的最有效方法。通过该项治疗可以解除二尖瓣狭窄，降低跨瓣压力阶差，缓解症状。常用的方法有：1. 经皮球囊二尖瓣成形术，适于单纯二尖瓣狭窄者；2. 二尖瓣分离术，有闭式和直视式两种，直视式适于瓣叶严重钙化、病变累及腱索和乳头肌、左心房内有血栓者，而闭式的适应证同经皮球囊二尖瓣分离术，现临床已少用；3. 人工瓣膜置换术，适用于瓣膜严重钙化以致不能分离修补或合并严重二尖瓣关闭不全者。

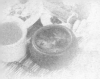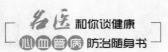

二尖瓣关闭不全

【问答】

疑问：导致二尖瓣关闭不全的病因主要有哪些？

解答：由于二尖瓣在解剖结构和（或）功能上的异常，造成左心室收缩时左心室内血液部分反流到左心房即称为二尖瓣关闭不全。病因最常见为风湿性心脏瓣膜病，占全部二尖瓣关闭不全患者的1/3，其中约1/2合并有二尖瓣狭窄；二尖瓣关闭不全占风湿性二尖瓣病变总数的1/3；在我国北方地区较常见，多发生于20~40岁，女性较多见。其他常见病因包括二尖瓣脱垂、二尖瓣退行性变、二尖瓣环钙化、心肌缺血导致的乳头肌功能衰竭、左心室增大导致的功能性二尖瓣关闭不全、感染性心内膜炎、先天性畸形等。

风湿性二尖瓣关闭不全多为慢性过程，病程较长，早期无症状，一旦出现左心功能障碍，多为进行性加重。心排血量减少所致症状，可有心悸、气短、头昏、疲乏、劳力性呼吸困难，甚而端坐呼吸等，由于二尖瓣关闭不全较少出现肺动脉压增高，右心衰较少，但晚期可有右心衰出现。

二尖瓣关闭不全还可引起各类并发症：心房颤动可见于3/4的慢性重度二尖瓣关闭不全患者；感染性心内膜炎较二尖瓣狭窄常见；体循环栓塞见于左心房扩大、慢性心房颤动的患者，较二尖瓣狭窄少见；心力衰竭在急性者早期出现，慢性者晚期发生；尖瓣脱垂的并发症包括感染性心内膜炎、脑栓塞、心律失常、猝

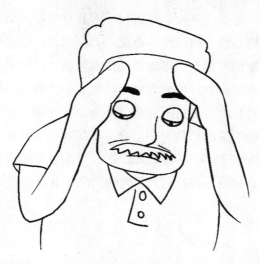

死、腱索断裂、严重二尖瓣关闭不全和心力衰竭。

二尖瓣关闭不全的治疗原则：

1. 较轻的二尖瓣关闭不全、无症状者，可追踪观察，注意预防风湿热复发和感染性心内膜炎。若左房左室已扩大，可用血管扩张剂，以减少二尖瓣反流。

2. 合并心衰时，按充血性心力衰竭进行治疗。

3. 具有外科手术适应证者，应进行瓣膜成形术或瓣膜置换术。

4. 早期较轻患者以口服地高辛、利尿剂、扩张血管药物及其他辅助药物为主。

5. 较重患者则先以静注洋地黄类强心药，再口服维持，同时给予利尿剂、扩张血管药物及其他辅助药物。

6. 危重患者则先以静注洋地黄类强心药、利尿剂，静滴扩张血管药。

对于慢性二尖瓣关闭不全：对轻、中度二尖瓣关闭不全患

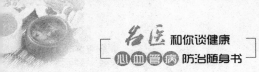
者，应预防风湿活动复发，在进行手术和器械操作前后及时应用抗生素预防感染性心内膜炎。出现心力衰竭者，应避免过度的体力劳动，限制钠盐摄入，可适当使用利尿剂、洋地黄、血管扩张剂，包括血管紧张素转换酶抑制剂。对右心房颤动，伴有体循环栓塞史者，可长期应用抗凝药物，防止血栓栓塞。减慢心室率的药物及抗心律失常的药物可用于合并心房颤动的治疗，洋地黄与β受体阻滞剂是控制心率的主要药物。对无症状的慢性二尖瓣关闭不全伴左心功能正常者，无须特殊治疗，嘱长期随访。

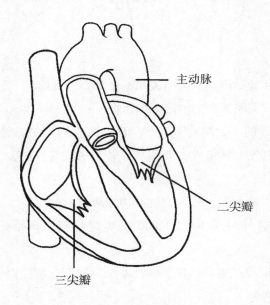

主动脉

二尖瓣

三尖瓣

对于急性二尖瓣关闭不全：应用减轻心脏后负荷（如血管扩张剂、血管紧张素转换酶抑制剂等）、降低肺动脉高压（如硝普钠、硝酸甘油等）等药物治疗。经皮主动脉内球囊反搏装置（IABP）治疗。

主动脉瓣狭窄

　　主动脉瓣是心脏瓣膜中功能最重要的阀门，它是心脏搏出血液通往全身的闸门，因此其在人体中发挥重要的功能，一旦主动脉瓣出现狭窄，心脏搏出血液受阻，一则心脏需要用更大的力量，二则心脏搏出的血液量减少，就会引起全身器官供血不足，表现为头晕、眼花、乏力、胸痛等症状，严重的甚至会引起突发性晕厥、猝死等。其是老年人常见的心血管疾病，应引起大家的高度重视。

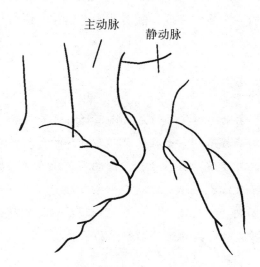

主动脉　　　静动脉

　　主动脉瓣狭窄按照病因可分为风湿性主动脉瓣病变、先天性主动脉瓣发育异常和退行性主动脉瓣病变。

1. 风湿性主动脉瓣病变

　　单纯的风湿性主动脉瓣狭窄很少见，多合并二尖瓣的风湿性

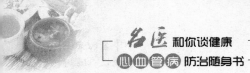

病变。目前，在西方发达国家，由于风湿热的发病率显著降低，风湿性主动脉瓣狭窄已十分罕见，而在我国也呈下降趋势，但现阶段仍是主要的病因。

2. 主动脉瓣先天畸形

常见的是主动脉瓣膜二叶瓣畸形，正常的瓣膜为三叶结构，而有些在胎儿发育过程中，有两个瓣叶融合，形成二叶，出生早期瓣膜功能正常，但随着年龄的增长，瓣膜逐渐出现增厚、钙化，瓣膜发生狭窄。

3. 退行性主动脉瓣病变

此类主动脉瓣狭窄多发生在年龄超过65岁的患者中，在年龄超过70岁的主动脉瓣病变患者中，这是由于瓣膜结构老化所致，是身体老化的一个重要表现，随着我国老龄化，退行性病变发病人数逐年增多。

【问答】

疑问：主动脉瓣狭窄的主要临床表现有哪些?

解答：病程早期常无症状，常常在体检时医生在对患者心脏听诊时可发现心脏杂音，典型的体征是在主动脉瓣听诊区听到一个收缩期递增—递减型喷射性杂音，常伴有可触及的收缩期震颤。随着病变的进展可出现主动脉瓣狭窄的临床三联症：劳累性呼吸困难、心绞痛和晕厥。

1. 劳累性呼吸困难

劳累性呼吸困难是主动脉瓣狭窄患者最常见的主诉，其发生与心功能失代偿、左房及肺静脉压升高引起的肺瘀血有关，也有患者表现为乏力、头晕等供血不足的表现。

2. 心绞痛

胸痛（心绞痛）作为唯一的临床症状或与其他症状合并出现发生在50%～70%的患者中。而且，在合并有冠心病的患者中更为多见，其表现的疼痛与心绞痛症状一样，也有胸骨后压榨感，因为两者引起疼痛的机制是相同的，但是主动脉瓣狭窄的胸痛服用硝酸甘油不能缓解，甚至要加重，因此应要特别引起重视，在胸痛没有明确原因时不能滥用硝酸甘油。主动脉瓣狭窄患者如胸痛频发，则主要有发生猝死的可能，这是由于心脏突然供血不足引起心脏恶性室性心律失常的结果，是主动脉瓣患者引起死亡的最主要原因，也是有症状的主动脉瓣狭窄患者潜在的最大风险。

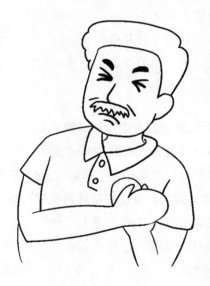

3. 晕厥

30%～50%主动脉瓣重度狭窄的患者出现轻微的或一过性的晕厥。早期表现为黑矇、头晕，这是脑部供血不足的主要表现，严重狭窄的患者可出现晕厥，这也是主动脉瓣狭窄患者的另一潜在风险。

【问答】

疑问：主动脉瓣狭窄的治疗原则是什么？

解答：主动脉瓣狭窄疾病早期常没有临床症状，有的重度主动脉瓣狭窄的患者也没有明显的症状，但其有猝死和晕厥等潜在的风险，因此把握什么时候手术很关键，患者一旦检查发现有主动脉瓣狭窄病变，应及时咨询有经验的心脏内外科医生，以便指导患者治疗并做出恰当的决定。对于主动脉瓣狭窄疾病很少有药物治疗，特别注意不要滥服降血压药物，这反而会诱发猝死和晕厥，手术治疗是最终有效的治疗手段，选择理想的手术时机很重要，应根据患者的病史、症状、手术危险性和手术后可能的结果进行评估，找出一个合理的治疗方案。

1. 对于无症状的轻度主动脉瓣狭窄的患者

由于猝死概率很低，预后亦较好，无须药物治疗，一般也不主张手术治疗。但应对其做临床随诊，检测病情进展。

2. 对于无症状的中到重度主动脉瓣狭窄的患者

因为这类患者有发生严重心律失常和猝死的危险，应劝告其避免从事剧烈活动或过度的精神紧张。并严密随访及早发现病情进展的体征，应每隔6~12个月随访1次，做超声心动图检查，以了解瓣口面积、跨瓣压差以及左心功能的变化。

3. 有症状的主动脉瓣狭窄患者

一旦出现临床症状，病程迅速进展，预后不好。尽管可以采用药物治疗，但也不能延长寿命。国外的多个医疗中心的临床研

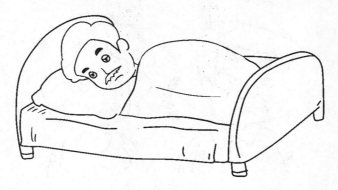

究，比较了内科治疗效果，发现主动脉瓣狭窄一旦有症状，其出现症状的两年时间内发生猝死的概率很高，因此手术治疗是此类患者解除临床症状、改善左心室功能、延长寿命的唯一有效手段。

主动脉瓣关闭不全

主动脉瓣关闭不全是指主动脉瓣环、主动脉窦、主动脉瓣叶、瓣交界及主动脉窦管交界中的任何一个因素破坏，导致在心脏舒张期主动脉瓣叶关闭不良。主动脉瓣关闭不全术后晚期疗效的主要影响因素仍是左心腔大小和左心室功能。

风湿热引起的主动脉瓣关闭不全，常与风湿性二尖瓣病变合并存在。以主动脉瓣病变为主者占20%～30%，单纯风湿性主动脉瓣病极少见。男性多于女性，男女之比约为2∶1。风湿性主动脉瓣关闭不全的发生早于主动脉瓣狭窄。其主要病理改变为主动脉瓣的炎症和肉芽组织形成，使瓣膜增厚、硬化、缩短和畸形，在主动脉的关闭线上可有细小的疣状赘生物。

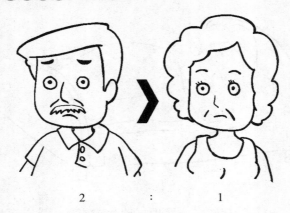

2　　　：　　　1

轻者无症状，也可由于心脏收缩强烈而有心悸或全身各部分动脉强烈搏动感及劳累时气促。由于心排出量减少，可有头昏、乏力、冠状动脉供血不足引起心绞痛，晚期可出现左心力衰竭，最后出现右心力衰竭。

【问答】

疑问：主动脉瓣关闭不全的患者何时适宜进行手术？

解答：一般换瓣手术适合有症状，左室功能不全，左室明显增大（舒张末内径＞70mm，收缩末内径＞50mm）的患者。

无症状患者，适当限制体力活动，注意随诊观察3～6个月，以及时发现手术时机；心衰者以血管扩张剂为主，小剂量强心剂及利尿剂治疗。应于左室功能不全早期进行换瓣手术，严重心功能不全者手术效果不好。因此时心肌常有不可逆性损害，术后左室功能不易改善。主动脉瓣关闭不全的预后主要取决于左室功能障碍程度，左室功能正常的轻度主动脉瓣关闭不全的患者寿命可无明显影响，较重病例都于中年期后发生心衰，一旦心衰，如不及时手术，病情常迅速恶化，多在2～3年内死亡。

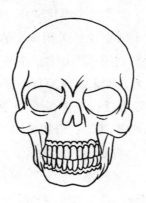

三尖瓣和肺动脉瓣疾病

1. 三尖瓣关闭不全

【问答】

疑问：应如何预防三尖瓣关闭不全？

解答：对于某些疾病如原发性肺动脉高压，二尖瓣病变，肺动脉瓣或漏斗部狭窄，右心室心肌梗死等或应时刻警惕和预防功能性三尖瓣关闭不全的发生；而在另一些疾病如先天性异常中的Ebstein畸形及共同房室通道，和一些后天性病变如风湿性炎症，冠状动脉病变致三尖瓣乳头肌功能不全，外伤及感染性心内膜炎等，也应注意是否有发生三尖瓣关闭不全的表现。

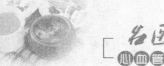

　　三尖瓣关闭不全以相对性者居多，器质性者很少，器质性者为风湿性三尖瓣炎所致；相对性者为继发性右心室扩大导致三尖瓣环扩张所致。多见于重度二尖瓣狭窄并有肺动脉高压和心房颤动的病例。右心室收缩时血流经关闭不全的瓣口反流入右心房。引起右心房继而体静脉系统压力增加，右心室舒张期负荷过重，导致右心室肥厚、扩大，临床表现为右心室扩大的体征，胸骨左缘第4、5肋间及剑突附近有高调的全收缩期杂音，吸气时增强，颈静脉怒张，收缩期搏动，肝脏常肿大，有时伴有扩张性搏动，晚期可有腹水。右心房极度增大，心电图可有不完全性右束支传导阻滞或右心室肥厚，治疗上可用限制钠盐摄入，应用利尿剂，房颤时用地高辛控制心室率，亦可进行外科人工瓣膜置换术。

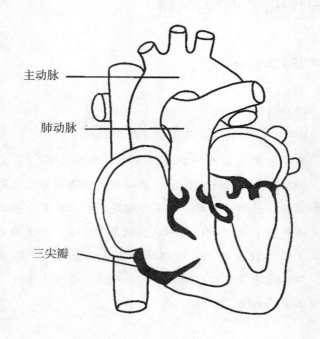

主动脉

肺动脉

三尖瓣

2. 肺动脉瓣关闭不全

【问答】

疑问：如何预防肺动脉瓣关闭不全？

解答：肺动脉瓣关闭不全常伴发于其他心血管疾病，尤其是肺动脉高压者更易发生，单独的先天性肺动脉瓣关闭不全很少见，由于关闭不全的程度往往较轻，常无症状。出现症状时应及时就医，尽早明确病因，决定治疗方法。一旦风湿活动极易加重病情，故应积极防治。当由于肝瘀血致肝功能损害出现黄疸时，应及时做相应检查，以明确病变性质。当需要手术时，应掌握好时机。

常见病因为继发于肺动脉高压所致肺动脉干的根部扩张引起瓣环扩大。风湿性者极少见，总是合并其他瓣膜损害，其表现为胸骨左缘第2肋间可触及肺动脉收缩期搏动，有时可伴有震颤。胸骨左缘第2、3肋间有随第2心音后立即开始的舒张早期叹气性高调递减型杂音，称为Graham steel杂音，是由于肺动脉瓣关闭不全造成的。肺动脉高压者，第2心音亢进、分裂。右心排出量增多致已扩大的肺动脉突然扩张产生收缩期喷射音，X线发现肺总动脉明显扩大，右心室肥厚。心电图显示右室肥厚。治疗主要是针对导致肺动脉高压的原发性疾病为主，如缓解二尖瓣狭窄的梗阻。

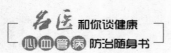

第五章
冠状动脉粥样硬化性心脏病

【问答】

疑问：冠心病患者的主要发病人群是哪些？

解答：我国已有冠心病患者3000万至5000万人。统计资料显示，90%以上的冠心病发生在中老年人，尤其男性50岁以后和女性60岁以后。如在60岁的人群中，冠心病的发生率为50%～60%，70岁为60%～70%，80岁为70%～80%，90岁以上约为100%，在60岁以前，男性患冠心病的比率超过女性；70岁后女性患冠心病的比率超过男性。

冠状动脉粥样硬化性心脏病，指冠状动脉粥样硬化使血管阻塞，导致心肌缺血、缺氧而引起的心脏病，它和冠状动脉功能件改变（痉挛）一起，统称冠状动脉性心脏病，简称冠心病，亦称缺血性心脏病。动脉粥样硬化是一组称为动脉硬化的血管病中最常见、最重要的一种。其特点是动脉管壁增厚变硬、失去弹性和

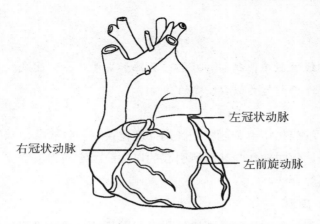

左冠状动脉

右冠状动脉

左前旋动脉

管腔缩小，由于在动脉内膜上积聚的脂质外观呈黄色粥样，因此称为动脉粥样硬化。主要累及大中型动脉，其临床表现主要以受累器官的病象为主。根据冠状动脉病变的部位、范围、血管阻塞程度和心肌供血不足的发展速度、范围和程度的不同，本病可分为以下五种临床类型。

心绞痛

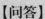

【问答】

疑问：发生心前区疼痛都是心绞痛吗？

解答：我们都知道，心脏位于左侧胸腔内，与其相应的胸壁部位俗称心前区。由于心绞痛的部位常常在心前区，所以有些人在出现心前区疼痛时，就马上怀疑自己得了冠心病。实际上并不是，有许多其他疾病也可以出现心前区疼痛。常见的有以下一些疾病：反流性食管炎，肋软骨炎，心

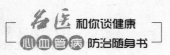

脏神经官能症，肋间神经痛，其他如胃溃疡、胆囊炎、颈椎病等也可引起类似心绞痛的胸痛。

心绞痛是指由于冠状动脉粥样硬化狭窄导致冠状动脉供血不足，心肌暂时缺血与缺氧所引起的以心前区疼痛为主要临床表现的一组综合征。

1. 病因

心绞痛是由于动脉粥样硬化引起冠状动脉狭窄或部分分支闭塞，导致其扩张性减弱，对心脏的供血量相对比较固定。休息时血液供应尚能应付心脏需要，则可无症状；一旦心脏负荷突然增加，如劳累、激动、左心衰竭等，使心肌氧耗量增加，对血液需求增加，冠状动脉血流量不能满足心肌代谢需要，引起心肌暂时的、急剧的缺血缺氧，心肌内积聚过多的代谢产物，刺激心脏内

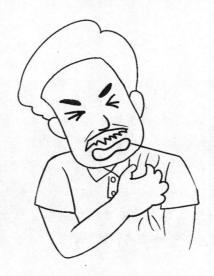

自主神经的传入纤维末梢，经交感神经节和相应脊髓段传至大脑，产生疼痛感觉。当冠状动脉发生痉挛或突然发生循环血流量减少时，冠状动脉血流量突然减少，心肌血液供求之间的矛盾亦可引起心绞痛。严重贫血的患者，心肌供血量虽未减少，但血液携氧量不足，也可导致心绞痛。

2. 分类

临床上常将心绞痛分为：

（1）劳累性心绞痛

约占心绞痛的2/3。更确切地说应叫作劳力性心绞痛，在冠状动脉相当程度的固定狭窄基础上，体力活动、情绪激动或紧张的脑力劳动等情况下，使得心肌氧需量增高，而出现心绞痛。

根据劳累性心绞痛的病情和病程又可分为：

1）初发劳累性心绞痛。是指发生劳累性心绞痛的病程在一个月以内的，故也称新近发生的心绞痛。

2）稳定劳累性心绞痛。是指病程持续在一个月以上者，并且引起心绞痛的体力活动在一段时期内（几个月或几年）是稳定的，超过一定活动量就可以重复出现心绞痛。

3）恶化劳累性心绞痛。是指同等劳力强度所诱发胸痛发作的次数和严重程度及持续时间突然增加。

（2）自发性心绞痛（又称为变异型心绞痛）

与劳累性心绞痛不同，它是由于冠状动脉痉挛使相应区域的氧供暂时明显减少，仅在休息状态或卧床睡眠时出现心绞痛，其胸痛发作与劳力及其他引起心肌需氧量增加的因素无明显关系，与劳累性心绞痛相比，这种疼痛一般持续时间较长，程度较重，但其发作频率、持续时间及疼痛程度对于不同患者可能有所不同，有时患者可有持续时间较长的胸痛发作，程度也较重，含服

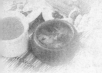

硝酸甘油一片尚不易缓解，甚至类似心肌梗死的疼痛。

（3）混合性心绞痛

混合性心绞痛指患者在体力活动和安静状态下均可发生心绞痛，冠状动脉既有一定程度的器质性狭窄，又可伴发由劳力诱发的痉挛，这类心绞痛大多数属不稳定心绞痛，常在休息时心绞痛发作，可有越来越轻的劳力即引起较重的心绞痛发作。

3. 治疗

（1）发作时的治疗

1）休息

发作时立刻休息，一般患者在停止活动后症状即可消除。

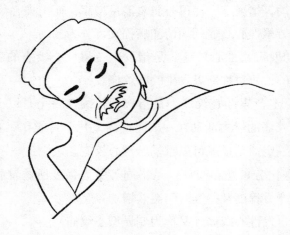

2）药物治疗

较重的发作，可使用作用快的硝酸酯制剂。这类药物除扩张冠状动脉，降低其阻力，增加其血流量外，还通过对周围血管的扩张作用，减少静脉回心血量，降低心室容量、心腔内压、心排血量和血压，减低心脏前后负荷和心肌的需氧，从而缓解心绞痛。

①硝酸甘油

可用0.3～0.6mg片剂，置于舌下含化，使其迅速为唾液所溶解而吸收，1～2min即开始起作用，约0.5h后作用消失。对约92%的患者有效，其中76%在3min内见效。不良作用有头昏、头胀痛、头部跳动感、面红、心悸等，偶有血压下降，因此第一次用药时，患者宜取平卧位，必要时吸氧。

②硝酸异山梨醇

可用5～10mg，舌下含化，2～5min见效，作用维持2～3h。或用喷雾剂喷入口腔，每次1.25mg，1min见效。

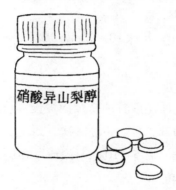

③亚硝酸异戊酯

为极易汽化的液体，盛于小安瓿内，每安瓿0.2mL，用时以手帕包裹敲碎，立即置于鼻部吸入。作用快而短，10～15s内开始，几分钟即消失。本药作用与硝酸甘油相同，其降低血压的作用更明显，宜慎用。

（2）缓解期的治疗

宜尽量避免各种确知足以诱致发作的因素。调节饮食，特别是一次进食不应过饱；禁绝烟酒；调整日常生活与工作量；减轻精神负担；保持适当的体力活动，但以不致发生疼痛症状为度；

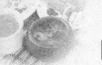

一般不需卧床休息。在初次发作（初发型）或发作加多、加重（恶化型），或卧位型、变异型、中间综合征、梗死后心绞痛等，疑为心肌梗死前奏的患者，应予休息一段时间。使用作用持久的抗心绞痛药物，以防心绞痛发作，可单独选用、交替应用或联合应用下列作用持久的药物。

1）硝酸酯制剂

①硝酸异山梨醇

口服二硝酸异山梨醇3次/d，每次5～10mg；服后半小时起作用，持续3～5h。单硝酸异山梨醇20mg，2次/d。

②四硝酸戊四醇酯

口服3～4次/d，每次10～30mg；服后1～1.5h起作用，持续4～5h。

③长效硝酸甘油

服用长效片剂使硝酸甘油持续而缓慢释放，口服后0.5h起作用，持续可达8～12h，可每8h服1次，每次2.5mg。用2%硝酸甘油软膏或膜片制剂（含5～10mg）涂或贴在胸前或上壁皮肤，作用可能维持12～24h。

2）β受体阻滞剂（β阻滞剂）

具有阻断拟交感胺类对心率和心收缩力受体的刺激作用，减慢心率，降低血压，减低心肌收缩力和氧耗量，从而缓解心绞痛的发作。此外，还减低运动时血流动力的反应，使在同一运动量水平上心肌氧耗量减少；使不缺血的心肌区小动脉（阻力血管）缩小，从而使更多的血液通过极度扩张的侧支循环（输送血管）流入缺血区。用量要大。不良作用：右心室喷血时间延长和心脏容积增加，这时可能使心肌缺血加重或引起心力衰竭，但其使心肌氧耗量减少的作用远超过其不良作用。常用制剂有：

①普萘洛尔 3 ~ 4 次 / d，每次 10mg，逐步增加剂量，用到 100 ~ 200mg / d。

②氧烯洛尔 3 次 / d，每次 20 ~ 40mg；阿普洛尔 3 次 / d，每次 25 ~ 50mg。

③吲哚洛尔 3 次 / d，每次 5mg，逐步增至 60mg / d。

④索他洛尔 3 次 / d，每次 20mg，逐步增至每日 240mg。

⑤美托洛尔 50 ~ 100mg，2 次 / d。

⑥阿替洛尔 25 ~ 75mg，2 次 / d。

⑦醋丁洛尔 200 ~ 400mg / d。

⑧纳多洛尔 40 ~ 80mg，1 次 / d。

3）钙拮抗剂

本类药物抑制钙离子进入细胞内，也抑制心肌细胞兴奋-收缩耦联中钙离子的利用。因而抑制心肌收缩，减少心肌耗氧；扩张冠状动脉，解除冠状动脉痉挛，改善心内膜下心肌的供血；扩张周围血管，降低动脉压，减轻心脏负荷；还可降低血液黏度，抗血小板聚集，改善心肌的微循环。常用制剂有：

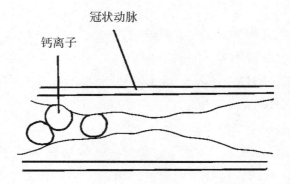

①维拉帕米 80 ~ 120mg，3 次 / d，缓释剂 240 ~ 480mg，1 次 / d。

②硝苯地平 10 ~ 20mg，3 次 / d，亦可舌下含用；缓释剂 30 ~

80mg，1次/d。不良作用有头痛、头晕、乏力、血压下降、心率增快等。

③地尔硫䓬30~90mg，3次/d；缓释剂90~360mg，1次/d。不良作用有头痛、头晕、失眠等。

4）冠状动脉扩张剂

能扩张冠状动脉的血管扩张剂，从理论上说将能增加冠状动脉的血流，改善心肌的血供，缓解心绞痛。但由于冠心病时冠状动脉病变情况复杂，有些血管扩张剂如双嘧达莫，可能扩张无病变或轻度病变的动脉较扩张重度病变的动脉远为显著，减少侧支循环的血流量，引起"冠状动脉窃血"，增加了正常心肌的供血量，使缺血心肌的供血量反而更减少，因而不再用于治疗心绞痛。目前仍用的有：

①吗多1~2mg，2~3次/d，不良反应有头痛、面红、胃肠道不适等。

②胺碘酮100~200mg，3次/d，也用于治疗快速心律失常，不良反应有胃肠道反应、药疹、角膜色素沉着、心动过缓、甲状腺功能障碍等。

③乙氧黄酮30~60mg，2~3次/d。

④卡波罗孟75~150mg，3次/d。

⑤奥昔非君8~16mg，3~4次/d。

⑥氨茶碱100~200mg，3~4次/d。

（3）外科手术治疗

手术治疗主要是施行主动脉-冠状动脉旁路移植手术（CABG），取患者自身的大隐静脉或内乳动脉作为旁路移植材料。一端吻合在主动脉，另一端吻合在有病变的冠状动脉段的远端，引主动脉的血液以改善该冠状动脉所供血的心肌的血流量。

术前进行选择性冠状动脉造影，了解冠状动脉病变的程度和范围，以作为制订手术计划（包括决定移植血管的根数）的参考。本手术目前在冠心病发病率高的国家中已成为最普遍的择期性心脏外科手术，一次手术可同时做多支旁路移植，认为缓解心绞痛有较好效果。本手术适应于：左冠状动脉主干病变；稳定型心绞痛对内科治疗反应不佳，影响工作和生活；恶化型心绞痛；变异型心绞痛；中间综合征；梗死后心绞痛的患者。患者冠状动脉狭窄的程度要在管腔阻塞70%以上、狭窄段的远端管腔要畅通和左心室功能较好。

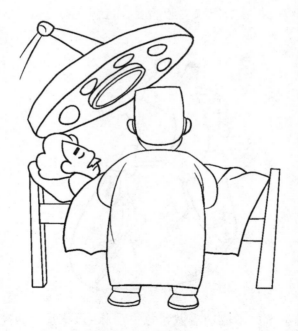

术后心绞痛症状改善者可达80%～90%，且65%～85%患者生活质量提高。但手术能否改善心室功能，能否使以后不发生严重心律失常、心力衰竭或心肌梗死，能否延长患者寿命，都未肯

定；加以手术本身可并发心肌梗死，术后移植的血管可栓塞。因此，应从严掌握手术的适应证。其中左冠状动脉主干病变或右冠状动脉完全阻塞兼有左冠状动脉前降支70%以上阻塞的患者，一般认为施行手术可延长其寿命，手术指征最强。

（4）经皮腔内冠状动脉成形术（PTCA）

经皮腔内冠状动脉成形术用带球囊的心导管经周围动脉送到冠状动脉，在导引钢丝的指引下进入狭窄部位，向球囊内注入造影剂使之扩张，在有指征的患者中可代替外科手术治疗而收到同样的效果。理想的指征为：心绞痛病程（<1年）药物治疗效果不佳患者失健；1支冠状动脉病变，且病变在近端、无钙化或痉挛。

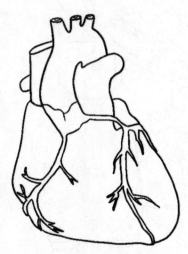

施行本术如不成功需做紧急主动脉-冠状动脉旁路移植手术。近年对多支冠状动脉病变、心肌梗死后再出现心绞痛亦用本法治疗，但有左冠状动脉主干病变者则属禁忌。本手术即时成功率在90%左右，但术后3～6个月内，有25%～35%患者再发生狭窄。

心肌梗死

【问答】

疑问：急性心肌梗死患者错过进行冠状动脉介入术治疗的最佳时期或者溶栓未通怎么办？

解答：对于急性心肌梗死患者除了上述直接冠状动脉介入术和急救性冠状动脉介入术之外，还有补救性冠状动脉介入术，在急性心肌梗死发生24h内对于溶栓治疗失败而仍有胸痛或病情变化的患者施行。因在急性心肌梗死时，时间就是心肌，心肌就是生命，越早开通梗阻血管，患者获益越多。择期冠状动脉介入术在急性心肌梗死2周后进行。但对于急性心肌梗死患者挽救濒死心肌是至关重要的，血管开通越早则越有利，因此，有条件的患者应首选直接冠状动脉介入术治疗。

心肌梗死是指由缺血时间过长导致的心肌细胞死亡，是心肌灌注供给与需求失衡的结果，心肌缺血在临床中常可通过患者的病史、心电图和心肌酶学的改变而发现。心肌梗死有时表现为不典型症状，甚至没有任何症状，仅能通过心电图、心脏标志物升高或影像学检查发现。心肌梗死患者预后与梗死范围的大小、侧支循环产生的情况以及是否及时救治有关。

急性心肌梗死绝大多数是由于冠状动脉粥样硬化所致。冠状动脉粥样硬化不稳定，粥样斑块破裂和糜烂，继而出血和管腔内

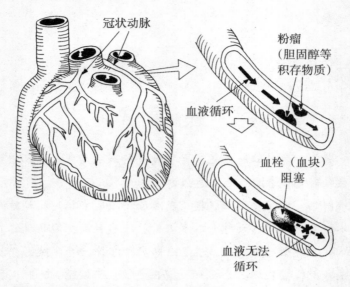

血栓形成造成冠脉血管部分或完全急性闭塞，而侧支循环未充分建立，冠脉相应供血部位心肌严重而持久地急性缺血达20～30min以上，即可发生心肌梗死。这是心肌梗死发生最常见的原因，大约70%的致死性事件都是由斑块破裂引起。促使斑块破裂出血及血栓形成的诱因有：晨起6时至12时交感神经活动增加，机体应激反应性增强，心肌收缩力、心率、血压增高，冠状动脉张力增高等；在饱餐特别是进食多量脂肪后，血脂增高，血液黏稠度增高；重体力活动、情绪过分激动、血压剧升或用力大便时，至左心室负荷明显加重；休克、脱水、出血、外科手术或严重心律失常，致心排血量骤降，冠状动脉灌流量锐减。

50%～81.2%患者在发病前数日有乏力、胸部不适，活动时心悸、气急、烦躁、心绞痛等前驱症状，其中以新发生心绞痛和原有心绞痛加重最为突出，心绞痛发作较以前频繁，硝酸甘油疗效差，应警惕心梗的可能。

　　患者发生心肌梗死时疼痛最先出现，多发生于清晨，疼痛部位和性质与心绞痛相同，但程度重，持续时间长，可达数小时或更长，休息或给予硝酸甘油不能缓解。患者常烦躁不安、出汗、恐惧，可伴濒死感，少数患者无疼痛，一开始就表现为休克或急性心衰。部分患者疼痛位于上腹部，易被误诊；有发热、心动过速、白细胞增高和血沉增快等全身症状。发热多在疼痛发生24~48h后出现，体温多在38℃左右，持续约1周；疼痛剧烈时常伴有恶心、呕吐和上腹胀痛等。胃肠道、肠胀气亦不少见，重症者有呃逆；心律失常多发生在起病1~2天，而以24h内最多见。以室性心律失常最多，尤其是室性期前收缩。室颤是心梗早期，特别是入院前的主要死亡原因。房室和束支传导阻滞亦较多；低血压和休克多在起病后数小时至数日内发生，主要为心源性；心力衰竭主要是急性左心衰竭，可在起病最初几天发生。

1. 一般治疗

　　急性心肌梗死患者住院后应立即开始一般治疗，并与其诊断同时进行，重点是监测和防治急性心肌梗死的不良事件或并发症。

　　（1）监测

　　持续心电、血压和血氧饱和度监侧，及时发现和处理心律失常、血流动力学异常和低氧血症。

　　（2）卧床休息

　　可降低心肌耗氧量，减少心肌损害。对血流动力学稳定且无并发症的急性心肌梗死患者要求一般卧床休息1~3天，对病情不稳定及高危患者卧床时间应适当延长。

　　（3）建立静脉通道

　　保持给药途径畅通。

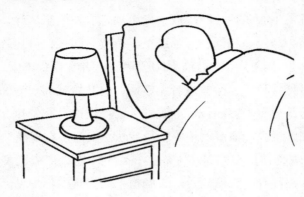

（4）镇痛

急性心肌梗死时，剧烈胸痛使患者交感神经过度兴奋，产生心动过速、血压升高和心肌收缩功能增强，从而增加心肌耗氧量，并易诱发快速型室性心律失常，应迅速给予有效镇痛剂。

（5）吸氧

急性心肌梗死患者初起即使无并发症，也应给予鼻导管吸氧，以纠正因肺瘀血和肺通气／血流比例失调所致的中度缺氧。在严重左心衰竭、肺水肿合并有机械并发症的患者，多伴有严重低氧血症，需面罩加压给氧或气管插管并机械通气。

（6）硝酸甘油

急性心肌梗死患者只要无禁忌证，通常使用硝酸甘油静脉滴注24～48h，然后改用口服硝酸酯制剂。硝酸甘油的副作用有头痛和反射性心动过速，严重时可产生低血压和心动过缓，加重心肌缺血，此时应立即停止给药、抬高下肢、快速输液和给予阿托品，严重低血压时可给予多巴胺。

（7）阿司匹林

所有急性心肌梗死患者只要无禁忌证，均应立即口服水溶性阿司匹林或嚼服肠溶阿司匹林150～300mg。

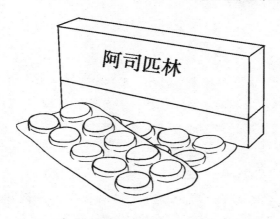

（8）纠正水、电解质及酸碱平衡失调

（9）阿托品

主要用于急性心肌梗死，特别是下壁急性心肌梗死伴有窦性心动过缓、心室停搏和房室传导阻滞患者。

（10）饮食和通便

急性心肌梗死患者需禁食至胸痛消失，然后给予流质、半流质饮食，逐步过渡到普通饮食。所有急性心肌梗死患者均应使用缓泻剂，以防止便秘时排便用力导致心脏破裂或引起心律失常、心力衰竭。

2. 再灌注治疗

（1）溶栓治疗

冠状动脉急性闭塞至心肌透壁性坏死有一时间窗，这一时间窗大约为6h。在该时间窗内使冠状动脉再通，可挽救濒临坏死的缺血心肌。急性心肌梗死溶栓治疗与安慰剂对比可明显降低病死率。症状出现后越早进行溶栓治疗，降低病死率效果越明显。

【问答】

疑问：目前临床常用的冠状动脉介入手术是否安全？

解答：冠状动脉介入术作为一种手术的方法，经常面对急性心肌梗死、严重的心功能衰竭等高危的患者。因此，在所难免的有其手术并发症，包括死亡、心肌梗死、卒中、血管径路并发症和造影剂肾病。随着手术器械及方法的改进，使得血管造影成功率和介入手术成功率不断提高，可达96%～100%。同时严重并发症不断减少，如：发生透壁心肌梗死发生率为1%～3%，冠状动脉搭桥率为0.2%～3%，未校正的住院死亡率为0.5%～1.4%。由于该手术创伤小，成功率和安全性高，迄今此项技术已成为冠心病治疗非常重要和有效的治疗手段。

（2）介入治疗

1）直接PTCA

直接PTCA与溶栓治疗比较，梗死相关血管再通率高，再闭塞率低，缺血复发少，且出血（尤其脑出血）的危险性低，直接PTCA对急性心肌梗死的疗效优于溶栓治疗。

2）补救性PTCA

对溶栓治疗未再通的患者使用PTCA，恢复前向血流即为补救性PTCA。其目的在于尽早开通梗死相关动脉，挽救缺血但仍存活的心肌，从而改善生存率和心功能。

3）溶栓治疗再通者PTCA的选择

对溶栓治疗成功的患者不主张立即行PTCA，建议对溶栓治疗成功的患者，若无缺血复发，应在7～10天后进行择期冠状动脉造影，若病变适宜可行PTCA。

3. 药物治疗

（1）硝酸酯类药物

常用的硝酸酯类药物包括硝酸甘油、硝酸异山梨酯和5-单硝酸山梨醇酯。

1）硝酸甘油

急性心肌梗死早期通常给予硝酸甘油静脉滴注24～48h。对急性心肌梗死伴再发性心肌缺血、充血性心力衰竭或需处理的高血压患者更为适宜。静脉滴注硝酸甘油应从低剂量开始，可酌情逐渐增加剂量，直至症状控制。静脉滴注硝酸甘油的计量不宜过高，过高剂量可增加低血压的危险，对急性心肌梗死患者同样是不利的。硝酸甘油持续静脉滴注的时限为24～48h，开始24h一般不会产生耐药性，后24h若硝酸甘油的疗效减弱或消失可增加滴注剂量。

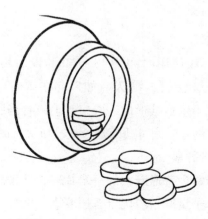

2）硝酸异山梨酯

静脉滴注硝酸异山梨酯的剂量范围为2～7mg/h，观察30min

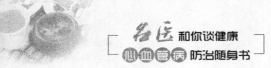

以上，如无不良反应可逐渐加量。静脉用药后可使用口服制剂如硝酸异山梨酯或5-单硝酸异山梨酯等继续治疗。硝酸异山梨酯口服常用剂量为10～20mg，每日3次或4次；5-单硝酸异山梨醇酯为20～40mg，每日2次。

（2）抗血小板治疗

1）阿司匹林

首次服用时应选择水溶性阿司匹林或肠溶阿司匹林嚼服以达到迅速吸收的目的。3天后改为小剂量30～150mg维持。

2）噻氯匹定和氯吡格雷

开始服用的剂量为250mg，每日2次，1～2周后改为20mg，每日1次维持。该药的主要副反应是中性粒细胞及血小板减少，应用时需注意经常检查血象，一旦出现上述副作用应立即停药。

氯吡格雷化学结构与噻氯匹定十分相似，与后者不同的是口服后起效快，副反应明显低于噻氯匹定，现已成为噻氯匹定替代药物。初始剂量300mg，以后剂量75mg/d维持。

（3）抗凝治疗

1）普通肝素

静脉肝素一般使用时间为48～72h，以后可改用皮下注射7500U每12h1次，注射2～3天。如果存在体循环血栓形成的倾向，如左心室有附壁血栓形成，心房颤动或有静脉血栓栓塞史的患者，静脉肝素治疗时间可适当延长或改口服抗凝药物。

2）低分子量肝素

低分子量肝素为普通肝素的一个片段，从预防血栓形成的总效应方面，低分子量肝素应优于普通肝素。低分子量肝素具有应用方便，不需监测凝血时间，出血并发放低等优点，建议可用低分子量肝素代替普通肝素。

（4）β受体阻滞剂

常用的β受体阻滞剂为美托格尔、阿替洛尔，用药需严密观察，使用剂量必须个体化。在较急的情况下，如前壁急性心肌梗死伴剧烈胸痛或高血压者，β受体阻滞剂亦可静脉使用，美托洛尔静脉注射剂量为5mg/次，间隔5min后可再给予1～2次，继口服剂量维持。

（5）血管紧张素转换酶抑制剂（ACEI）

在无禁忌证的情况下，溶栓治疗后血压稳定即可开始使用ACEI。ACEI使用的剂量和时限应视患者情况而定，一般来说，早期ACEI应从低剂量开始逐渐增加剂量。对于4～6周后无并发症和无左心室功能障碍的急性心肌梗死患者，可停服ACEI制剂，前壁心肌梗死合并左心功能不全，ACEI治疗期应延长。

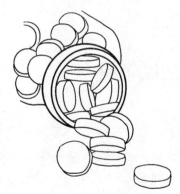

（6）钙拮抗剂

钙拮抗剂在急性心肌梗死治疗中不作为一线用药。

1）地尔硫䓬

急性心肌梗死频发梗死后心绞痛者，以及对β受体阻滞剂禁忌的患者使用此药可获益。对于急性心肌梗死合并左心室功能不全、房室传导阻滞、严重窦性心动过缓及低血压者，该药为禁忌。

2）维拉帕米

在降低急性心肌梗死的死亡率方面无益处，但对于不适合使用β受体阻滞剂者，若左心室功能尚好，无左心衰竭的证据，在急性心肌梗死数天后开始服用此药，可降低此类患者的死亡和再梗死复合终点的发生率。该药的禁忌证同地尔硫䓬。

（7）洋地黄制剂

急性心肌梗死24h之内一般不使用洋地黄制剂。目前一般认为，急性心肌梗死恢复期在ACEI和利尿剂治疗下仍存在充血性心力衰竭的患者，可使用地高辛。对于急性心肌梗死左心衰竭并发快速心房颤动的患者，使用洋地黄制剂较为适合，可首次静脉注射毛花苷C（西地兰）0.4mg，此后根据情况追加0.2～0.4mg，然后口服地高辛维持。

缺血性心肌病型冠心病

【问答】

疑问：缺血性心肌病型冠心病的临床表现主要有哪些？

解答：患者出现以心悸为主的心律失常表现，心律失常以房早、室早、房颤、病态窦房结综合征、房室传导阻滞和束支传导阻滞为多见；可逐渐出现心悸、气短等左心衰竭症状，甚至水肿、恶心、腹胀等右心衰竭症状。

缺血性心肌病型冠心病为冠状动脉粥样硬化病变使心肌供血长期不足，心肌组织发生营养障碍和萎缩，或反复发生局部坏死和愈合，以致纤维组织增生所致。其临床症状主要表现为心律失常和心力衰竭，与扩张型心肌病十分相似，故称为"缺血性心肌病"。

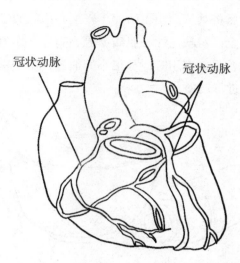

冠状动脉　　　　　　　　　　　　冠状动脉

通常认为基本病因是冠心病，冠状动脉粥样硬化常很重且影响多条血管，常有多次或多部位心肌梗死史，心肌变性、坏死，左室显著扩大，致心功能不全，随病情进展和心衰反复发作，心脏呈普遍性扩大，右心力衰竭者尤为明显。心肌弥漫性纤维化，病变主要累及左心室心肌和乳头肌，可波及起搏传导系统。

1. 病因治疗

低盐低脂饮食，控制糖尿病、高血压、高脂血症、戒烟等，祛除冠心病的易患因素。

2. 针对心力衰竭的治疗

对有充血性心力衰竭的患者可使用小剂量洋地黄和利尿剂。单独使用洋地黄和利尿剂虽可改善患者的症状，但不能延长患者的生存和改善预后。血管紧张素转换酶抑制剂可长期改善患者的

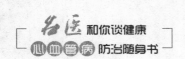

症状和血流动力学，并可延长患者的生命。β受体阻滞剂可对抗长期肾上腺素，能刺激对衰竭心脏的潜在不良作用，引起受体上调，使心力衰竭患者的血流动力学及症状改善，并能延长存活期，因而近年已将其广泛用于治疗扩张型心肌病的心力衰竭和舒张性心功能不全，对缺血性心肌病型冠心病也已作为重要治疗药物，但应注意，临床应用时应从很小的剂量开始，密切观察心功能变化，随时进行调整。

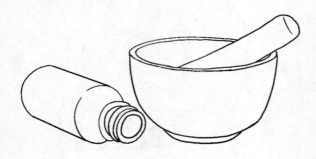

3. 介入治疗

鉴于缺血性心肌病患者的冠状动脉病变多弥漫，累及多支血管，并且左室功能差，大多数患者不宜接受介入治疗。

4. 冠脉搭桥手术

有心绞痛的患者，术后症状可明显改善。而如果患者的症状主要由充血性心力衰竭所致，手术对症状改善的作用不大。对于术后的改善和存活延长，手术优于内科治疗的情况也仅限于以缺血心绞痛症状为主的患者。

5. 心脏移植

对于无其他任何治疗措施的晚期心力衰竭患者，心脏移植为唯一的治疗方法，国内已有心脏移植后存活数年的成功经验，移植后能够从事正常生活与工作。

无症状型冠心病

无症状型冠心病又称隐匿型冠心病，无临床症状，客观检查右心肌缺血表现的冠心病亦称隐匿型冠心病。约1/4的冠心病患者可无任何心前区不适症状，而在体检时无意间发现心电图存在心肌缺血，或经冠脉造影证实狭窄性病变。无症状心肌缺血并不意味着病变轻，同样可引起心肌梗死、严重心律失常和猝死等心血管病事件。

1. 临床表现

发病多为中年以上男性患者。一般无症状和体征，常在查体中发现。如疑为本病，应询问是否有相关的疾病，如高脂血症、原发性高血压、糖尿病以及吸烟、长期室内工作而少活动及精神紧张等因素。部分患者可突然转为心绞痛、心肌梗死、严重心律

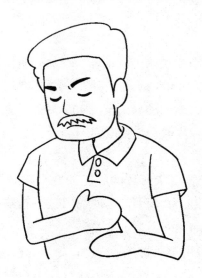

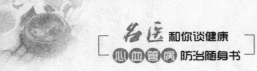

失常甚或心脏骤停，也可逐渐发展为心肌硬化。因此，从这个意义上讲，无症状心肌缺血对患者具有更大的危险性。体力活动、精神活动及天气变化可以成为其发作的诱因。

2. 治疗

采用防治动脉粥样硬化的各种措施，以防止粥样斑块加重，争取粥样斑块消退和促进冠状动脉侧支循环的建立。有明显心肌缺血改变者，应积极给予药物治疗。

（1）一般治疗

包括低脂及低盐饮食、减肥、戒烟，控制糖尿病、高血压、高血脂等危险因素。

（2）药物治疗

1）β受体阻滞剂

可降低心肌氧耗，对合并高血压者可降低血压和减少无症状型心肌缺血发作，增加患者运动耐力。常用普萘洛尔（心得安）10mg，每日3次口服；阿替洛尔（氨酰心安）25～100mg，每日2次口服；美托洛尔（美多心安）50～200mg，每日3～4次口服。

2）硝酸酯类

可降低前负荷，扩张冠状动脉，增加心肌供氧。常用硝酸异山梨酯（消心痛）30～80mg，分3～4次口服；硝酸甘油贴膜10mg，每日1次，单硝酸异山梨酯40～50mg，每日1次，能显著减少心肌缺血发作次数和持续时间。

3）钙拮抗剂

对控制由冠脉痉挛所致的心肌缺血有较好效果。硝苯地平（心痛定）10～20mg，每日3～4次；硫氮䓬酮30～60mg，每日3次。

4）抗血小板聚集药物

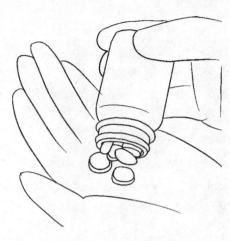

阿司匹林肠溶片 25～150mg，每日 1 次；双嘧达莫（潘生丁）25～50mg，每日 3 次。

猝死型冠心病

【问答】

疑问：猝死型冠心病的前驱症状及临床特征分别是什么？

解答：（1）前驱症状

冠心病猝死危险者可有前驱症状，如胸痛、呼吸困难、软弱、乏力、心悸等。尽管有许多症状，但没有一种是特异性症状。有研究表明，只有12%的猝死患者在死亡前6个月内因胸病到医院就诊。许多研究中发现冠心病猝死前数天或数周内乏力是特别常见的症状。尽管猝死之前有一些较特异的症状，如心律失常、缺血性胸痛、心力衰竭，但目前还没有发现心脏性猝死患者更为特异的早期前驱症状。

（2）临床特征

心脏骤停的特征性表现是突然的意识丧失，是出于脑血流的突然缺乏所引起的。最常见的心脏机制是心室颤动，次为缓慢性心律失常、心跳停顿或持续性室速。其他较少见的机制是无脉性电活动、心室破裂、心脏压塞、血流的急性机械性阻塞和主要血管的急性断裂。

猝死型冠心病指平时没有心脏病史或仅有轻微心脏病症状的人，病情基本稳定，无明显外因，非创伤亦非自伤，由于心力衰竭或机械性衰竭使心脏失去了有效收缩而突然死亡。从突然发生症状到死亡时间有不同规定。美国血液病研究所定为24h，世界

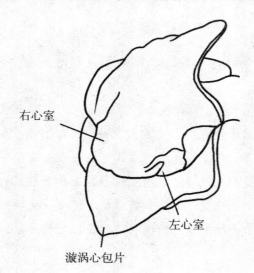

右心室

左心室

漩涡心包片

卫生组织定为6h，心脏学专家则将发病后1h内死亡定为猝死标准。

两支或三支冠状动脉有直径≥70％的严重狭窄者多数有猝死发生的可能，某些异型心绞痛有致命性心律失常如室颤或心脏骤停，冠脉痉挛可能为猝死的原因之一。急性心肌梗死延迟到医院治疗者，院外死亡的绝大多数（88％）由心律失常所致，而入院后死亡往往由严重的血流动力管障碍，即严重泵衰竭或心源性休克所致。显著的左心功能不全与猝死存在相关性，心梗后频发复杂性室性早搏，特别非持续性室速是猝死增高的独立危险因素。

在冠心病监护室发展以前，AMI的院内死亡率为25％~30％，由于近年来院内猝死的预防，死亡率已明显降低。院外心脏骤停的病因80％是冠心病，10％~15％的病因是心肌病，其余为其他结构性心脏病。

近年来冠心病发病明显增大，由于猝死绝大多数发生在院外，往往丧失了及时抢救时机，发展建立急救医疗体系十分必

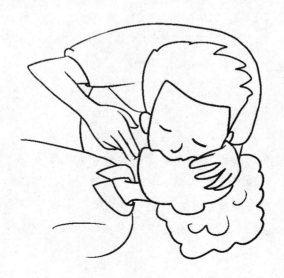

要，抢救程序为：叩击心前区；清理呼吸道，进行人工呼吸；心脏按摩压，恢复循环。对冠心病患者及时进行治疗，特别是对有可能演变为心脏骤停的心律失常及时发现，如用动态心电图连续监测来发现有发展为心室颤动可能的室性期前收缩，或通过临床心脏电生理检查或信号平均心电图测定发现，可能导致严重室性心律失常的异位兴奋灶或心室晚电位，并即时选用抗室性心律失常药或应用埋藏式自动复律除颤器，则对预防猝死的发生会有帮助。

冠心病的饮食调养

【问答】

疑问：冠心病患者为什么要合理饮食？

解答：饮食中的热量过多，会增加体重并缩短寿命。饮食不当会增加得冠心病的危险性。近年来，冠心病发病率较以前增加的主要原因之一是，随着人民生活水准日益提高，进食热量增加和食用脂肪含量增多。

在多数情况下，血液中的胆固醇含量同摄入的食物有关。常食用动物脂肪，血中的胆固醇含量就相应增多，而水果和蔬菜中是不含胆固醇的。血中胆固醇含量高或达到"临界线"的人，同胆固醇含量正常的人相比，前者得心肌梗死的危险性为后者的2~4倍。吃低脂肪饮食的目的就是预防心肌梗死的发生或防止复发。不是所有食用脂肪都能使血液中胆固醇含量增多，有少数食用脂肪不会增加血中胆固醇的含

量，有些甚至还能使血中胆固醇水平降低。有些人遇到焦
虑、紧张或感到不安全时，会像借酒消愁那样猛吃东西来解
烦，这样吃东西也是不好的。

1. 冠心病的饮食防治原则

（1）控制总热量

维持热量平衡，防止肥胖，使体重达到并维持在理想范围。
肥胖者冠心病的患病率较正常体重者高。

（2）控制脂肪与胆固醇的摄入量

肉类、蛋奶制品等富含饱和脂肪酸和胆固醇，摄入过量就会
使血脂升高，成为冠心病的主要诱因之一。所以应控制脂肪摄
入，脂肪摄入量应占总热能的20%～25%，其中动物脂肪不超过
1/3，胆固醇摄入量应限制在每日300mg以下。

（3）蛋白质的质和量应适宜

应适当地增加植物蛋白质，尤其是大豆蛋白质。其合适的比
例为：蛋白质占总热能的12%左右，其中优质蛋白质占40%～
50%，优质蛋白质中动物性蛋白质和豆类蛋白质各占一半。

（4）常用复合糖类，控制单糖的摄入

应限制含糖饮食，尽量少吃点心和果糖、蔗糖或葡萄糖以及
含糖的饮料。

（5）多吃蔬菜、水果

蔬菜、水果是维生素、矿物质、纤维和果胶的丰富来源。食
物纤维和果胶能降低人体对胆固醇的吸收。

（6）少量多餐

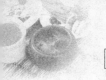

避免吃得过饱、过多，不吃过于油腻、过咸的食物。每日食盐摄入量不超过6g。

（7）忌烟酒、浓茶及辛辣食品。

2. 冠心病患者应该多吃的食物

（1）苹果

常吃苹果能降低血中胆固醇的含量。因为苹果本身不含胆固醇；能促使体内胆固醇从胆汁中排出；果胶能阻止肠内胆酸的吸收，使之排出体外；能在肠道内分解出乙酸，乙酸有利于胆固醇的代谢；维生素C、果糖和微量元素镁均有利于胆固醇的代谢。

常吃苹果还可降血压，对治疗冠心病有益。建议每天要吃3个以上的苹果，能将血压维持在较低水平，稳定病情。

（2）柿子

柿子含有多种维生素（维生素A、B族维生素、维生素C、维生素P）和矿物质、钙、磷、铁、钾。柿子含碘量较高，每百克柿子碘的含量可达50mg。对于预防动脉硬化、心脏病、心肌梗死都大有裨益；柿子中还含有一种酚类化合物，酚类化合物是优良的抗氧化剂和氧自由基清除剂，能防病和抗衰老。

冠心病患者常吃柿子可缓解大便干结。

每人每天摄入100g左右的柿子，就能有效预防动脉硬化以及心血管疾病。已经患有冠心病的人，经常食用柿子可以有效控制病情的发生和发展。

（3）西瓜

西瓜不含脂肪和胆固醇，含有人体所需的多种营养成分。

西瓜中的瓜氨酸和精氨酸能增进肝中尿素形成，有良好的利尿功用。

能降低血脂、软化血管，利于冠心病的防治。西瓜含糖量高，糖尿病患者要慎食。

（4）猕猴桃

猕猴桃含有丰富的维生素、有机酸等营养物质，对于消化不良、食欲不振有较好的治疗与预防作用。

含有的可溶性膳食纤维，能降低胆固醇、促进心脏健康、帮助消化、防止便秘、快速清除体内堆积的有害代谢物。

含有的血清促进素能够稳定情绪、镇静心情。另外，它所含的天然肌醇，有助于脑部活动，所以能缓解人思想上的忧郁。

猕猴桃的维生素C含量较高，易与奶制品中的蛋白质凝结成块，影响消化吸收，还会导致腹胀、腹痛、腹泻等，因此吃过猕猴桃后不宜立刻喝牛奶或吃其他乳制品。

（5）香蕉

香蕉富含钾，钾能抑制人体对钠的吸收，有效地防治血管硬化。

香蕉中丰富的可溶性纤维——果胶，可以帮助消化，调整肠胃功能，利于治疗便秘。

香蕉所含的蛋白质中，含有色氨酸，能稳定神经，所以冠心病患者在睡前吃点香蕉，对失眠或缓解情绪紧张有帮助。

（6）山楂

山楂营养丰富，其中有机酸和维生素C的含量特别高。

能扩张血管，增加冠状动脉血流量，改善心脏活力，兴奋中枢神经系统，降低血压和胆固醇，软化血管及利尿和镇静。

有强心作用，能防止心肌缺血，对防治老年冠心病大有益处。

能增强食欲，改善睡眠，保持骨和血中钙的恒定，预防动脉粥样硬化，使人延年益寿。

（7）空心菜

空心菜嫩梢中所含的蛋白质与钙质均超过番茄，有凉血、止血作用。

空心菜中含有的食物纤维能促进肠道蠕动、通便解毒、降低胆固醇、提高巨噬细胞吞噬细菌的活力，从而达到降低胆固醇、降甘油三酯和减肥的效果。

空心菜所含的可溶性纤维能与人体胆汁结合，能像海绵样吸收胆固醇，然后同排出体外，从而减少冠状动脉粥样硬化性心脏病的发生发展。可溶性纤维还能提高患者对胰岛素的敏感性，从而降低糖尿病的发病率。

紫色空心菜中含有胰岛素样的成分，能降低血糖，对糖尿病的预防有一定的好处，是冠心病合并糖尿病患者的佳蔬。

（8）茄子

茄子中维生素E的含量居蔬菜之首，有抗氧化作用，能保护心血管正常运行，减缓动脉粥样硬化。

维生素P能改善毛细血管脆性，增强人体细胞间的黏着力及防止出血。

（9）鲜竹笋

鲜竹笋中的维生素C和维生素E有抗氧化的作用。

含有一般蔬菜含量极少的微量元素硒，硒能改善心肌营养，能防治冠心病等心脏病引起的心力衰竭。

（10）麦芽

麦芽含有丰富的蛋白质，对于心脏病患者的康复来说，麦芽的蛋白质优于其他任何动物蛋白。

麦芽内含有的甲种生育酚，是维生素E的组成成分，它能降低血液的黏稠度，从而抑制动脉粥样硬化的形成。

麦乳精里也含有定量的麦芽，但很多市售麦乳精的糖分比较高，所以饮用要适量。

（11）玉米

玉米富含维生素E、维生素A，玉米胚榨出的玉米油，含有大量不饱和脂肪酸，能清除人体内多余的胆固醇，有预防动脉硬化的作用。

（12）豆类

有研究表明，大豆蛋白可显著降低高胆固醇血症患者的血浆胆固醇，其总有效率在90%以上。

大豆含有豆甾醇，豆甾醇与谷甾醇一样，都是植物甾醇。摄入植物甾醇以后，人体不仅不能吸收它，而且还能抑制胆固醇的吸收，可以作为竞争性抑制剂，抑制肠腔中的胆固醇水解，从而减少胆固醇的浓度。

2. 食疗膳方

（1）荞麦蛋汤面

【原料】荞麦粉100g，鸡蛋1枚，小白菜50g。

【调料】葱花、姜丝、花椒粉、盐、鸡精、植物油各适量。

【做法】

1）将荞麦粉加适量清水搅拌均匀，揉成面团，取擀面杖擀成面条；小白菜择洗干净，切寸段。

2）锅置火上，倒入植物油，待油温烧至七成热，放葱花、姜丝和花椒粉炒香，加清水烧沸，下入面条和鸡蛋煮熟，放入小白菜煮1min，用盐和鸡精调味即可。

（2）蜜汁甘薯

【原料】甘薯、苹果各300g。

【调料】蜂蜜适量。

【做法】

1）甘薯洗净，去皮，切小碎丁；苹果洗净，去皮及核，切小丁。

2）将甘薯、苹果放入锅内，加少许水，用小火慢煮，待熟烂后加入蜂蜜即可。

（3）玉米面粥

【原料】玉米面75g。

【做法】

1）挑出玉米面中的杂质，用冷水调成没有结块的面糊。

2）将调稀后的玉米面倒入锅内，再加适量清水煮至粥稠即可。

（4）五香麦片粥

【原料】燕麦片100g，生花生仁、黑芝麻各25g。

【调料】葱花、花椒粉、盐、香油各适量。

【做法】

1）炒锅置火上，烧热，分别放入花生仁、黑芝麻炒熟，盛出，放凉，碾碎；燕麦片淘洗干净。

2）锅置火上，加适量清水烧沸，放入燕麦片熬成稠粥，放入葱花、花椒粉、盐和香油搅拌均匀，撒上碎花生和碎芝麻即可。

（5）洋葱粥

【原料】紫皮洋葱、粳米各100g。

【做法】

1）洋葱剥去老膜，去蒂，洗净，切末；粳米淘洗干净。

2）锅置火上，放入粳米，加适量清水大火煮沸，转小火煮成粳米熟烂的稠粥。倒入洋葱末煮沸即可。

（6）番茄牛肉

【原料】番茄250g，瘦牛肉50g。

【调料】葱花、姜末、盐、料酒、酱油、花椒粉、鸡精、植物油各适量。

【做法】

1）番茄洗净，去蒂，切块；牛肉洗净，切块。用料酒和酱油抓匀，腌渍20min。

2）锅置火上，倒入适量植物油，待油温烧至七成热，加葱花、姜末和花椒粉炒香，放入牛肉块翻炒均匀。

3）加入适量清水煮至牛肉九成熟，倒入番茄块煮熟，用盐和鸡精调味即可。

（7）拌萝卜丝

【原料】白萝卜300g。

【调料】葱丝、姜丝、辣椒粉、酱油、盐、醋、白糖、味精各适量。

【做法】

1）萝卜洗净，放入淡盐水中浸泡一会儿，捞出漂去盐分，切丝。

2）将萝卜丝放入盆中，加入葱丝、姜丝，调入辣椒粉、酱油、盐、醋、白糖、味精拌匀即可。

（8）栗子丝瓜

【原料】丝瓜300g，栗子50g。

【调料】葱花、花椒粉、盐、水淀粉、鸡精、植物油各适量。

【做法】

1）丝瓜去皮，洗净，切滚刀块；栗子洗净，煮熟，取肉。

2）炒锅放火上，倒入适量植物油，待油温烧至七成热，放入葱花和花椒粉炒香。

3）倒入丝瓜和栗子肉翻炒均匀，加适量清水，盖上锅盖焖3min，用盐和鸡精调味，再用水淀粉勾芡即可。

（9）桂圆莲子羹

【原料】桂圆肉20g，莲子（鲜）100g。

【调料】冰糖、淀粉（玉米）各适量。

【做法】

1）桂圆肉洗净，撕成两半，捞出，沥干水分；莲子剥去皮及莲心，洗净，放在沸水锅中氽透，捞出倒入冷水中过凉。

2）锅内倒入冷水，加冰糖烧开，撇去浮沫，放入桂圆肉和莲子，用水淀粉勾稀芡，烧沸后盛出即可。

（10）核桃仁粥

【原料】粳米、核桃各100g。

【调料】白糖适量。

【做法】

1）核桃仁洗净捣碎；粳米淘净。

2）将粳米和核桃仁同放锅中，加水2000mL左右，用大火烧开。改中火煮至米粒开花，待粥汤稠浓，加白糖搅匀即可。

（11）松仁爆鸡丁

【原料】鸡胸肉250g，松子仁、核桃各20g，鸡蛋30g。

【调料】姜末、葱末、蒜末、盐、酱油、料酒、胡椒粉、白糖、淀粉（豌豆淀粉）、植物油各适量。

【做法】

1）鸡肉洗净、切丁，用盐、料酒、酱油、胡椒粉、蛋清、淀粉调匀码味；用盐、酱油、胡椒粉、白糖、淀粉和清水兑成调料汁备用。

2）锅内放油烧热，倒入核桃仁和松子仁炒香，捞出。

3）锅内留底油，放入葱末、姜末、蒜末炒香，加鸡肉滑散。倒入调料汁炒匀，加核桃仁和松子仁炒匀，出锅即可。

（12）小米红枣粥

【原料】小米100g，干红枣10g。

【做法】

1）干红枣泡发，洗净，去核；小米淘洗净。

2）锅置火上，倒入红枣和小米，加适量清水大火煮沸，转小火煮至小米软烂即可。

（13）莲子百合猪肉粥

【原料】猪瘦肉250g，莲子、百合各50g。

【调料】姜片、葱段、料酒、盐、味精各适量。

【做法】

1）猪瘦肉洗净，切片；莲子、百合泡发洗净。

2）将瘦猪肉片、莲子、百合一起放入沙锅大火烧沸后，加葱段、姜片、盐、料酒转小火炖1h，加味精调味即可。

（14）清蒸鳝鱼段

【原料】鳝鱼1000g，当归5g，党参10g，熟火腿150g。

【调料】盐、料酒、胡椒粉、葱段、姜片、味精、鸡汤各适量。

【做法】

1）鳝鱼剖腹，去内脏及骨，洗净放沸水锅氽一下捞出，刮去黏液，去头尾，切6cm长的段；火腿切片；当归、党参冲洗净。

2）锅内注入清水，下姜片、葱段和料酒烧沸，把鳝鱼段放沸水中稍烫捞出，码在盆内。加入火腿片、当归、党参、姜片、

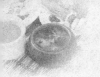
葱段、料酒、胡椒粉、盐及鸡汤，加盖，用棉纸封口，上笼蒸1h取出，拣去姜片、葱段，撒入味精即可。

（15）木耳海参虾仁汤

【原料】水发黑木耳25g，水发海参、鲜虾仁各150g。

【调料】香菜末、葱花、姜丝、花椒粉、盐、水淀粉、植物油各适量。

【做法】

1）水发黑木耳择洗干净，撕成小朵；水发海参去内脏，洗净切丝；鲜虾仁洗净。

2）锅内倒油烧至七成热，放入葱花、姜丝和花椒粉炒香。

3）倒入木耳、海参丝和鲜虾仁炒匀，加适量清水大火烧沸，转小火煮10min，用盐调味、水淀粉勾芡，撒上香菜末即可。

（16）红烧甲鱼

【原料】甲鱼1只（约500g）。

【调料】葱花、姜片、酱油、白糖、盐、鸡精、植物油各适量。

【做法】

1）甲鱼宰杀，放净血，去除内脏，刮掉黑皮，斩掉爪尖，洗净，入沸水中焯透，捞出，揭下甲鱼壳，剁块，洗净浮沫。

2）锅置火上，倒入适量植物油烧至七成热，放葱花、姜片炒香，放入甲鱼块翻炒均匀。

3）加酱油、白糖和适量清水烧至甲鱼熟透，待锅中留有少量黏稠汤汁时，用盐和鸡精调味即可。

（17）草鱼炖豆腐

【原料】草鱼1条，豆腐500g，青蒜25g。

【调料】植物油、酱油、白糖、料酒、鸡汤各适量。

【做法】

1）草鱼去鳞、去鳃及内脏，洗净切段；豆腐切成小方块；青蒜洗净，切段。

2）锅内加油烧热，放入草鱼段，加入酱油、料酒、白糖和鸡汤炖煮至草鱼熟透，放入豆腐，用大火烧沸，改为小火焖10min左右，撒入青蒜即可。

（18）香菇炒白菜

【原料】大白菜250g，鲜香菇100g。

【调料】葱花、盐、鸡精、蒜末、水淀粉、植物油各适量。

【做法】

1）大白菜择洗干净，撕成片；香菇去蒂，洗净，焯水，捞出，凉凉，切丝。

2）炒锅置火上烧热，倒入植物油，炒香葱花，放入大白菜丝和香菇丝炒熟，用盐、鸡精和蒜末调味，用水淀粉勾芡即可。

（19）紫菜包饭

【原料】熟米饭100g，干紫菜、黄瓜、胡萝卜各50g，鸡蛋1枚（约60g）。

【调料】盐、白芝麻、植物油各适量。

【做法】

1）熟米饭中加盐、白芝麻和植物油搅拌均匀；鸡蛋洗净，磕入碗内，打散，加盐搅拌均匀；黄瓜洗净，去蒂，切条；胡萝卜去皮，洗净，切条。

2）炒锅置火上，倒入适量植物油，待油温烧至五成热，淋入蛋液煎成蛋皮，盛出，切长条。

3）取一张紫菜铺好，放上米饭，推平；放上蛋皮条、黄瓜条、胡萝卜条卷起来，一定要卷紧；最后再把卷成条形的紫菜包

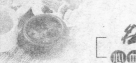

饭切成1.5cm的段即可。

（20）荸荠银耳羹

【原料】荸荠150g，银耳25g。

【调料】冰糖、水淀粉各适量。

【做法】

1）银耳放温水中泡发，去蒂，洗净，撕成小朵；荸荠去皮，洗净，切丁。

2）沙锅内放入荸荠丁和银耳，加适量温水置火上，大火烧沸，转小火煮至荸荠丁熟透，加冰糖煮至软烂，用水淀粉勾芡即可。

（21）拔丝鲜桃

【原料】鲜桃500g，鸡蛋2枚，面粉30g。

【调料】植物油、白糖、淀粉各适量。

【做法】

1）桃洗净，去皮、核，切块；鸡蛋、面粉、淀粉和植物油调匀成糊，放入桃块挂糊。

2）炒锅倒入植物油，烧至七成热，下入桃块炸至呈金黄色，捞出，控净油分。

3）原锅留少许底油，下白糖，用炒勺不停地搅动，以中火将其溶化，待至呈淡黄色时，倒入炸好的鲜桃，翻炒至桃块均匀包裹上糖浆，盛入盘内即可。

（22）猕猴桃虾仁沙拉

【原料】猕猴桃3个，虾仁5个，鸡蛋1枚。

【调料】奶酪粉、植物油、千岛沙拉酱各适量。

【做法】

1）猕猴桃洗净，去皮，对半切开，果肉切丁；鸡蛋打入碗中搅匀成蛋液备用。

2）虾仁洗净，挑去泥肠，裹匀蛋液，沾上奶酪粉，放入热油中炸呈金黄色，捞出，沥油。

3）将虾仁、猕猴桃肉放入果盘内，淋上千岛沙拉酱即可。

（23）首乌冬瓜茶

【原料】乌龙茶3g，首乌30g，冬瓜皮18g，山楂15g。

【做法】

1）冬瓜皮、首乌洗净，山楂去皮洗净。

2）锅中加水适量，放入冬瓜皮、首乌和山楂，用大火煮沸，改中火煎煮20min，过滤取汁待用。

3）将乌龙茶放入杯内，用药汁冲泡即可。

（24）葛根鲫鱼汤

【原料】鲫鱼400g，葛根50g，猪排骨100g。

【调料】植物油、盐各适量。

【做法】

1）鲫鱼去鳞及内脏，洗净，抹干水分，放入油锅中，煎至色黄；排骨洗净，剁小块放入沸水中大火煮3min，捞出沥水；葛根去皮，切厚块。

2）锅内加适量水，大火煮沸，下入所有材料，中火熬煮45min，加盐调味即可。

（25）绿豆芽炒兔肉丝

【原料】兔肉100g，绿豆芽250g。

【调料】植物油、姜丝、盐、味精、白糖、料酒、水淀粉、香油各适量。

【做法】

1）兔肉洗净、切丝，用盐、白糖、料酒、水淀粉腌渍；绿豆芽去头及尾，洗净。

2）炒锅烧热倒油，放入兔肉丝炒至将熟，取出。

3）另起油锅烧热，下姜丝、绿豆芽、盐，炒至七成熟，加入兔肉丝同炒片刻，加盐、味精调味，淋入香油即可。

（26）牛奶麦片粥

【原料】牛奶150g，粳米10g，燕麦片5g。

【做法】

1）粳米和燕麦片分别淘洗干净。

2）汤锅加适量清水置火上，加入粳米和燕麦片煮成粥。

3）待粥黏稠时倒入牛奶煮沸，关火即可。

（27）薏米酸奶粥

【原料】草莓6颗，酸奶250g，薏米100g。

【做法】

1）薏米洗净，加水煮开，继续煮至薏米熟透且汤汁呈浓稠状，开盖凉凉。

2）草莓洗净，去蒂、切成两半，摆入盘中，浇入酸奶、薏米粥即可。

（28）酸奶水果羹

【原料】猕猴桃250g，银耳、苹果、梨各100g，酸奶125g。

【调料】冰糖适量。

【做法】

1）银耳用温水泡发，撕成小块；猕猴桃去皮，洗净的苹果、梨均切成丁状。

2）汤锅内加水适量，放入银耳熬烂，调入冰糖，待银耳呈稠状时，盛出放凉。

3）将猕猴桃、苹果、梨放入银耳中，倒入酸奶拌匀即可。

冠心病的运动保健

1. 散步疗法

（1）散步的时间

心绞痛患者一天之中最容易发生心肌梗死的时间是睡眠时，其次是早晨，而在睡前和早晨散步，能够防止心肌梗死的发作。

睡眠时，身体功能下降，心脏输送的血液量减少，处于休息阶段，此时血压处于一天最低点，脂肪容易在微血管内沉淀。吃了晚饭后，由于摄取了营养物，血液变黏，到天明时血液更浓稠，浓稠的血液处于没有弹性的细小血管中，就很容易产生脑梗死和心肌梗死。

晚间散步，可使下肢肌肉的末梢血管畅通、血流加速、新陈代谢增强，血液中的陈旧废物容易排出体外，这样血流就处于畅通无阻的状况。而早上散步20min，并在散步前饮1杯水，由于水被肠胃吸收进入血管内，血液被稀释，能防止心肌梗死的发作。

（2）散步的地点

应在室外选择适宜步行的空气清新、环境优美的区域，并且制订行走路线、测定路程的长度、选择休息的适当位置，以便掌握活动量和指标。

（3）步行的持续时间

应根据患者的病情及体质不同而定，但最短不少于15min，最长不宜超过1h，一般以20~30min为宜。

（4）步行的速度

因人而异。中等速度为每分钟80～110步，每小时2～3km。快速步行每分钟120～150步，每小时4～5km。一般采取中等速度为宜。

（5）步行的间歇

在步行中间应根据体力适当休息1～2次，每次3～5min。以后可逐渐加快步行速度，增加持续时间，直至速度达到每小时3～5km。步行30min可休息5min，每天2次，要持之以恒。

（6）记录脉搏

患者在散步前、散步完毕各测一次脉搏，并做记录，作为研究运动量时的参考。

（7）步行路线及方向举例

第一条路线：平路往返1.6km。先用15min走0.8km，休息3min；回程再用15min走完0.8km。第二条路线：平路往返2km。先用18min走完1km，休息3～5min；回程再用18min走完1km。

2. 登山疗法

登山锻炼较平地锻炼耗氧量大，心脏负担也重，体力消耗多，因此适宜于心脏功能比较好且平素有一定锻炼基础的患者，它要求有固定的场地，所以宜于居住在山区的患者锻炼。

这项锻炼的运动量可以根据运动时的心率来判定。运动时的心率应该比安静时的心率增加50%～75%。此外，在停止运动后，心率应在5min内恢复原有水平。一般来说，达到了这些要求，运动量是比较适宜的。登山的速度、距离（高度）和时间，应该根据上述运动量、最高心率、恢复时间和自觉症状来拟定。

登山锻炼前应先进行步行及爬坡锻炼，没有出现心绞痛等不适症状以后，方可进行登山活动。登山的高度可为50～100m，也可以根据体质情况及治疗需要增加高度或坡度。当登山达到一定程度时，测量自己的心率是否达到最高心率。若心率接近或达到极限时，则可以逐渐减慢速度直至停止运动。休息5～7min，再继续进行。后期登山时应有1～3次使心率达到或接近最高心率水平。登山结束后，应休息一会儿，然后缓步1～2km，做放松运动。此项登山锻炼时间共45～60min。

3. 自行车疗法

自行车既是交通工具又是很好的锻炼器材。特别是结合上下班进行锻炼，可以节省时间和场地。骑自行车锻炼前，应将车座高度和车把弯度调好，防止两臂紧张用力。行车中保持身体稍前倾，避免用力握把。骑车锻炼的缺点是容易因交通拥挤而精神紧张，因此应把锻炼时间安排在清晨或运动场内进行。在交通道路锻炼时，要把握好速度，并遵守交通规则，以免发生交通事故。行车的距离和速度可根据个人的情况和体质选定。

目前，一些健身房设有功率自行车，其特别之处是两下肢配合运动，有一定的惯性，可根据个人的体质情况调整不同的阻力，不仅对下肢肌肉是一种力量性训练，对心血管系统也是一种耐力性、有氧性训练。锻炼方法可采用间歇运动逐步增量法：每运动3min后就地休息3min，运动量应根据体力情况而定。开始可定150～300m/min，每次增加150m，到达预期心率后，再维持4～6min，结束运动前将运动量调小。

4. 游泳疗法

【问答】

疑问：冠心病患者在游泳时的注意事项有哪些？

解答：（1）游泳以放松性的动作为主，中老年人要注意运动量的控制，不宜过快，不要过猛。

（2）入水前要做好准备活动，以适应水温。

（3）空腹时不宜游泳，因体内血糖较低，易头晕、四肢乏力，甚至发生意外；饭后1h内也不宜游泳，否则会使大量血液流向四肢，使消化道血液供应减少，影响食物的消化吸收。

（4）剧烈运动后身体疲劳，肌肉收缩和反应能力减弱，此时游泳会加重心肺负担，易发生吃水、抽筋等意外。

（5）冠心病症状明显或病情活动期间禁忌游泳。游泳对心血管系统有较大的体力负荷，所以一定要根据自己的病情程度和体质状况量力而行。体力较好且原来会游泳者，经过医生的同意可以长期坚持从事这项锻炼。切忌冬泳，寒冷会诱发心绞痛和心肌梗死。

游泳运动是一项全身性的运动锻炼，它的特点是用四肢克服水的阻力做主体运动，对人体特别是冠心病患者有良好的保健效果。

（1）增强四肢的肌力，改善关节功能，同时增加心血管系统的负荷和对氧气的吸收率。身体在水中消耗的能量比一般卧位时多6～8倍，所以游泳能提高全身的新陈代谢。

（2）放松肌肉和血管，对冠心病、高血压、肌肉劳损等疾病的防治以及消除疲劳具有积极的意义。

（3）可促进全身运动，促进机体的全面发展，使身体匀称，达到减肥的目的。

（4）游泳时需要加深呼吸，增大胸廓的活动范围，加强呼吸肌的力量，水对人的胸廓有压力。呼吸肌需要克服这些压力才能正常呼吸，长期坚持可以锻炼呼吸肌，改善呼吸功能。

5. 保健操疗法

（1）吸气呼吸法

患者站立，双臂自然下垂，双脚分开与肩同宽，放松身心，去除一切杂念，意守神阙穴；用鼻子呼吸或鼻吸嘴呼，吸气时间延长，与呼气时间之比开始为3∶2，而后逐渐延长至2∶1；呼吸时，气息要细微，用嘴呼气时，上下齿要轻轻靠拢，微张嘴。这种呼吸法要循序渐进，以感觉舒适为宜，吸气时不可过深过长，切忌硬练和憋气。每次可练30组呼吸，病情好转时，可考虑增加次数。

（2）摩擦脸部

先把两手掌心摩热，用双手掌摩擦脸部，顺序是从前额经两颊往下摩至下颌部，再往上摩擦，一下一上为1次，共摩擦30次。

（3）叩齿、舌轮转、吞津

叩齿时精神要集中，不能用力过大，上下排牙齿互相轻叩30次；舌轮转时嘴巴轻轻闭合，舌尖在口腔中齿槽外面，先向左轮转16次，再向右轮转16次，使津液满口；吞津时先自然腹式呼吸10次，将口内积满的津液，在呼气完毕时分3次咽下。

（4）床上腹式呼吸

患者采取仰卧位或右侧卧位，意守神阙穴，自然而柔和地做

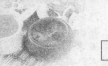
腹式呼吸，双眼微闭，去除一切杂念；嘴微闭，想象以腹部来带动鼻子呼气，与吸气的间隔时间大致相同，可呼吸30次。

（5）上肢运动

1）患者仰卧床上，上臂贴靠床面，屈肘，两手手指自然张开，指尖向上。

2）双手握拳，然后松拳还原成预备姿势，重复10次。

3）手和前臂做绕环运动，重复10次。

（6）下肢运动

1）患者仰卧床上，双腿伸直，自然放在床上，脚掌心向下，腹部放松。

2）一腿屈曲，膝关节微屈，髋关节屈至90°，踝关节做绕环运动5次，然后腿伸直还原，再换另一腿重复上述动作，双腿交替，可做10次。

第六章
心源性休克、心脏骤停和感染性心内膜炎

心源性休克

　　心源性休克是指由于心脏功能极度减退，导致心排出量显著减少并引起严重的急性周围回圈衰竭的一种综合征。

　　1. 病因

　　心源性休克常见于以下情况；一是急性广泛心肌梗死、急性暴发性心肌炎、心肌病、严重心律失常、各种心脏病晚期，心肌收缩力极度降低；二是乳头肌或腱索断裂、瓣膜穿孔致关闭不全、严重动脉瓣口狭窄，致心室射血障碍；三是急性心包填塞，持续性心动过速，严重二尖瓣、三尖瓣狭窄，心房、心室内占位性病变，使心室充盈障碍；四是心脏直视手术后，心脏不能适应前负荷增加及低血容量导致心排出量锐减。

2. 治疗

（1）一般措施

就地抢救，避免远距离转送，取平卧位或休克位（头胸部、下肢均抬高30°），立即供氧，注意保暖，进行心电监护和血流动力学监护，留置尿管观察尿量。

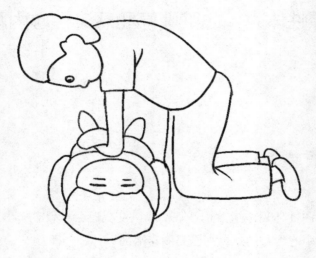

（2）扩容治疗

首选6%低分子右旋糖酐500mL静脉滴注，继用5%葡萄糖氯化钠溶液或平衡盐液静滴，24h输液总量宜控制在1500~2000mL。至患者口渴感解除、颈静脉充盈良好、脉搏有力而不快、四肢转暖、收缩压＞90mmHg、脉压＞30mmHg、尿量＞30mL/h为血容量基本补足。

（3）应用血管活性药

1）多巴胺20~40mg加5%葡萄糖250~500mL，静脉滴注。

2）间羟胺20~40mg加5%葡萄糖100~250mL，静脉滴注。

3）多巴酚丁胺40~80mg加5%葡萄糖250~500mL，静脉滴注。

4）去甲肾上腺素 1～5mg 加 5% 葡萄糖 500mL，静脉滴注，限用于血压极度降低，且其他升压药无效者。

5）酚妥拉明 15～30mg 加 5% 葡萄糖 250～500mL，静脉滴注。

（4）防治酸中毒

先用 5% 碳酸氢钠 100～200mL 静脉滴注，视血气分析及血 pH 值决定是否续用。应用血管扩张剂后需及时补碱。

（5）应用肾上腺皮质激素

氢化可的松 200～1600mg/d，分 4～6 次静脉注射或滴注，连用 1～3 天。

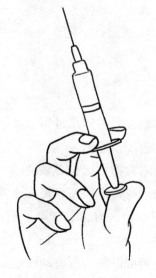

（6）病因及对症治疗

急性心肌梗死所致者给予止痛、镇静、溶栓、紧急经皮冠脉腔内成形术、冠脉搭桥术等；急性心包填塞者行心包穿刺放

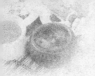

液；持续严重心律失常给予相应抗心律失常药物；防治继发感染等。

（7）采用机械性辅助循环

包括主动脉内气囊反搏术、体外反搏术、左室辅助泵、双心室辅助泵、全人工心脏等。

3. 饮食保健

【问答】

疑问：心源性休克患者在日常饮食中应特别注意什么？

解答：控制食盐用量，在心力衰竭时，甚至要采用少盐或无盐饮食。烟能引起血管收缩，促使血压上升，诱发心绞痛，加重支气管的病变，因此，患者须禁烟。饮酒可能影响心脏功能，烈酒应绝对不喝，浓茶、咖啡等也以不用为宜。应食用易消化的食物，心功能不好者应少吃多餐，少吃油煎食物。

为了增强心脏功能，必需的热量供应要保证，以下为心源性休克患者宜多食的食物：

（1）富含钾和镁的食物可保护心脏细胞，参与心肌的代谢过程。应在坚持治疗的同时，吃些富含钾和镁的食物，如豆类、谷类、花生、木耳、瘦牛肉、海带、紫菜、鱼类、香蕉及马铃薯、菠菜、番茄等。

（2）富含钙的食物可以防治心脏动脉硬化，减少发生心肌梗死的危险。含钙较多的食物主要有豆类、芝麻、虾皮、猪骨、奶及奶制品等。

（3）富含铬、锰和碘的食物，肉类、肝脏、谷类是铬的良好来源；含锰较高的是坚果、豆类、全谷类等；海带和紫菜含碘丰富。

（4）富含多种维生素的食物对改善心肌功能有显著疗效。在各种食物中，含维生素C丰富的食物主要有大枣、辣椒、山楂、苦瓜、金针菜、甘蓝、青蒜等；含维生素E丰富的食物主要有动物肝脏等；含B族维生素、维生素C、维生素E、维生素P丰富的食物主要有新鲜蔬菜、奶、蛋、芝麻等。

（5）其他食物：如真菌类的蘑菇，粮谷类中的燕麦、海鱼、洋葱、豆类、橄榄油（茶油），酒类饮料中的葡萄酒，食品中的山楂等。这些功效食品保护心脏具有明显的作用，注意食用可起到保健心脏、预防心源性休克发作的作用。

心脏骤停

【问答】

疑问：什么疾病容易导致心脏骤停？

解答：心脏骤停最常见的病因是冠心病及其并发症，另外还有心肌病、瓣膜病、先天性心血管病、电生理异常、急性心包填塞、肺动脉栓塞以及药物中毒、电解质紊乱、酸碱平衡失调、酒精中毒、电击和雷击等，以上因素均可导致心肌代谢、电解质与神经调节的改变，使心肌丧失电稳定性、呈现细胞电生理异常、失去自律性。

心脏骤停是指心脏射血功能的突然终止。它导致脑部供血突然终止，出现意识丧失，及时救治可望存活，否则将引起死亡。

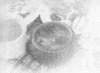

导致心脏骤停的病理生理机制最常见的是心室颤动，其次为缓慢性心律失常或心室停顿、持续性室性心动过速，较少见为无脉搏性电活动。

心脏骤停诊断一经确立，应毫不迟疑地立即进行心、肺、脑复苏，目的在于建立人工的、进而自主的有效循环和呼吸。

1. 基础生命支持

基础生命支持（BLS）又称初期复苏处理或现场急救，是复苏中抢救生命的重要阶段，如果现场心肺复苏不及时，抢救措施不当甚至失误，则将导致整个复苏的失败。BLS包括呼吸停止的判定、呼吸道通畅（A）、人工呼吸（B）、胸外心脏按压（C）和转运等环节，即心肺复苏（CPR）的ABC步骤。

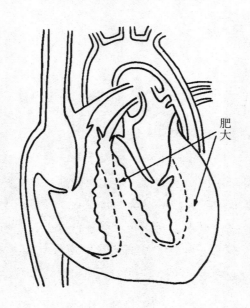

肥大

（1）保持呼吸道通畅

呼吸道通畅是采用单手抬颏法或双手托下颌法，使头后仰抬起颏部或托起下颌，使下颌骨向前上、张嘴，即可维持呼吸道通畅。如果怀疑有颈椎受损者，则严禁头后仰。如果看见患者误吸异物，或尽管采取了头后仰、下颌骨前推、张嘴等手法，人工通气时仍然有阻力，怀疑有气道异物者，则必须清除气道异物。

（2）口对口、口对鼻或口对气道插管人工呼吸

在心脏骤停刚发生时，最好不要立即进行气管插管（因要中断按压心脏，延误时间），而应先进行心脏按压及口对口呼吸。开放气道后，缓慢吹气，时间达2s以上，并见胸部抬高。口对口呼吸效果不佳或者复苏时间过长以及有胃反流等才是气管插管的适应证。

（3）人工心脏按压

胸外心脏按压可刺激心脏收缩，恢复冠状动脉循环，以复苏心搏、提高血压、维持有效血液循环、恢复中枢神经系统及内脏的基本功能。

【问答】

疑问：胸外心脏按压的正确方法是什么？

解答：胸外按压迫使血液流经肺脏，配合人工通气使氧合血供应大脑和重要脏器，直至自主循环恢复。因此，有节律的连续有效的胸外按压是至关重要的。按压的正确位置本身会影响到复苏的效果，通常手应放在胸骨下半部，简便的确定方法是两乳头中间，按压的幅度为4~5cm，可触及颈或股动脉搏动为有效。

在多数情况下，胸外心脏按压为首选措施，但目前通用的胸外心脏按压法所产生的血流，远不能满足脑和心肌的需要。因

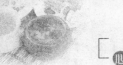

此，当胸外挤压5min后仍无反应或因胸廓畸形、张力气胸、重度二尖瓣狭窄、心脏撕裂或穿破、心包积液时应果断开胸进行胸内心脏直接挤压。

心脏按压和口对口人工呼吸是心脏骤停抢救中最紧急的措施。两者必须同时进行，人工呼吸和心脏按压的比例为1∶5，如只有一人操作，则做15次心脏按压后接着做2次人工呼吸。

2. 进一步生命支持（ALS）

主要为在BLS基础上应用辅助设备及特殊技术，建立和维持有效的通气和血液循环，识别及治疗心律失常，建立有效的静脉通路，改善并保持心肺功能及治疗原发疾病。

（1）气管内插管

应尽早进行，插入通气管后，可立即连接非同步定容呼吸机或麻醉机。一般通气时，暂停胸外按压1～2次。

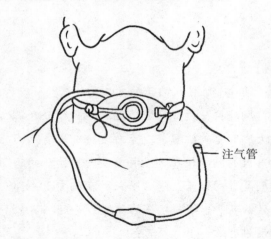

注气管

（2）环甲膜穿刺

遇有插管困难而严重窒息的患者，可以16号粗针头刺入环甲膜，接上"T"形管输氧，可立即缓解严重缺氧情况，为下一步气管插管赢得时间，为完全复苏奠定基础。

（3）气管造口术

主要用于心肺复苏后仍然长期昏迷的患者。

（4）心肺复苏药物的应用

使用药物的目的在于提高心脏按压效果，增加心肌与脑的灌注，促使心脏尽早复跳；提高室颤阈，为电除颤创造条件；纠正酸中毒和电解质失衡；治疗心律失常。

1）给药途径

静脉给药，首选现有的静脉通路，但应尽可能选用颈外静脉或中心静脉。

气管内给药，在无静脉通路的情况下，可通过气管内给药，效果与静脉给药几乎相同。适于气管内给药的药物包括肾上腺素、利多卡因、阿托品、地西泮（安定）、纳洛酮等不会引起组织损伤的药物。

心内注射，需中断胸外心脏按压，并可能引起气胸与顽固性心律失常，损伤冠状动脉与心肌，发生心包压塞，所以目前不主张首先采用。心内注射的肾上腺素或抗心律失常药物剂量约为静脉剂量的一半。碳酸氢钠不允许心内注射。

2）常用药物

肾上腺素已广泛用于心肺复苏（CPR），对各类心律失常所致的心搏骤停是有效的，是心肺复苏的一线选择用药，标准应用剂量1mg，每隔3~5min可逐渐增加剂量。

①血管加压素

可增加冠脉灌注压，重要器官的血流、室颤的幅度和频率及大脑供氧，可在标准的心脏按压、人工通气和注射肾上腺素无效时提高自主循环恢复，也是心肺CPR的一线选择药物。

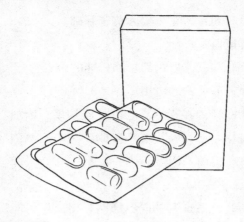

②去甲肾上腺素

其适应证为严重低血压和周围血管低阻力。因其增加心肌耗氧量,故应使用于缺血性心脏病患者。

③多巴胺

其适应证为复苏过程中的心动过缓和自主循环恢复后的低血压状态,常与其他药物合用,治疗复苏后的休克状态。

④利多卡因

虽能使原发性室颤的发生率降低1/3、严重心律失常的发生率降低一半,但其总病死率却未降低,故利多卡因并非首选药物。

⑤胺碘酮

可作用于钠、钾和钙离子通道,可用于房性和室性心律失常。院前静脉应用胺碘酮治疗室颤或无脉性室速可改善患者生存率,并能预防心律失常复发,但胺碘酮有轻度降血压作用,故不支持在低压下使用。

⑥氯化钙

本品可使心肌收缩力加强,使心脏的收缩期延长,并使心肌的激惹性提高。但是除非有高血钾、低血钙或钙拮抗中毒存在，一般均不宜用钙剂。

⑦呼吸兴奋剂

使用呼吸兴奋剂的目的在于加强或完善自主呼吸功能。常用的有二甲弗林、尼可刹米、戊四氯、洛贝林等。

（5）直流电非同步除颤或无创体外心脏除颤起搏器的应用

在进行徒手心肺复苏术的同时，应争取立即安置除颤器或除颤起搏器。电除颤实施越早，成功率越高。但盲目除颤的概念，近几年来已渐淡漠，因患者若为心室停搏或电—机械分离所致的心搏骤停，盲目除颤反可损伤心肌，不利于心脏复跳。此外，对电击除颤无效的室颤患者，还可试用超速起搏除颤。

3. 持续生命支持

持续生命支持（PLS）的重点是脑保护、脑复苏及复苏后疾病的防治。

【问答】

疑问：影响脑复苏后续治疗的主要因素是什么？

解答：脑损伤程度的轻重是复苏后续治疗难易和患者恢复情况的主要决定因素，而脑损伤的轻重又主要取决于脑缺血、缺氧的时间，其总时间包括心搏停止前缺氧时间、心搏骤停时间、复苏的时间、心跳恢复后的后续缺氧期。

（1）脑复苏

脑组织平均重量仅为体重的2%，但脑总血流量占心排出量的15%，脑的耗氧量相当静息时全身耗氧量的20%~25%。脑组织对缺氧最敏感，而且越高级的部位，对缺氧的耐受性愈差，脑缺氧10s，就可丧失意识，缺氧15s可以出现数分钟的昏迷，缺氧3min可昏迷24h以上，完全缺氧8min，大脑皮层的损害即不可逆转。因此心肺复苏术一开始应注意对脑的保护以促使脑复苏。

1）脑复苏的一般治疗措施

复苏后应维持酸碱平衡和电解质的稳定，调控血管张力和血压，足够的能量并适当补充氨基酸、脂肪乳等。早期，足量、短期应用肾上腺皮质激素可减轻脑水肿，有利于脑复苏。

2）控制脑水肿，降低颅内压

缺氧性脑水肿常在心搏骤停后数小时内发生，在复苏后2～3天达高峰，降低颅内压是脑功能恢复的一个重要措施。只要肾功能良好，脱水机应尽早使用。

3）低温疗法

低温状态可降低氧耗量和代谢率，及早恢复能量代谢，抑制内源性损伤因子的释放，降低神经细胞的兴奋性，减少神经冲动

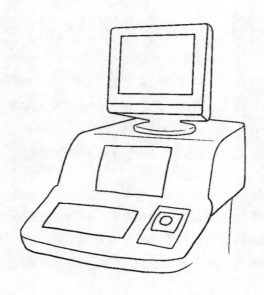

传递，保护中枢神经系统，减轻脑损害引起的反应性高热，从而促进脑功能恢复。

4）高压氧治疗

高压氧可增加血氧含量、提高血氧分压，改善脑组织的供氧状态，控制脑水肿的恶性循环，加快苏醒，改善组织代谢。

5）改善脑血液循环和控制抽搐、寒战

可应用低分子右旋糖酐、706代血浆等降低血液黏度，可用钙拮抗等改善脑组织微循环，可用巴比妥类、丙嗪类、地西泮等控制患者的抽搐与寒战。

6）改善脑细胞营养药和催醒药

适当应用细胞色素 C、B 族维生素等药物改善脑细胞的营养，应用纳洛酮、甲氯芬酯等促使昏迷患者的苏醒。

（2）维持血压及循环功能

心搏骤停复苏后，循环功能往往不够稳定，常出现低血压或心律失常。低血压如系血容量不够，则应补充血容量；心功能不良者应酌情使用强心药物如毛花苷 C；需用升压药物，则以选用间羟胺或多巴胺为好；如发生严重心律失常，应先纠正缺氧、酸中毒及电解质紊乱，然后再根据心律失常的性质进行治疗。

（3）维持呼吸功能

病人均应做机械通气，根据监测患者血氧饱和度、动脉血气和呼吸末 CO_2 等结果，考虑选用间歇正压通气。机械通气时应避免纯氧吸入。当患者有自主呼吸，而又考虑应继续机械通气或辅助呼吸，且有人机对抗时，可应用适量镇静药或少量肌松药。

（4）维持水、电解质和酸碱平衡

应该根据代谢性指标、水的出入量、生化指标以及动脉血气分析结果调节输液的质与量，以维持水、电解质相酸碱平衡。已明确高血糖对脑有害，因此输液以平衡液为主，只有当低血糖时才给葡萄糖。

（5）防治肾衰竭

每一位复苏患者应留置导尿管，监测每小时尿量，定时检查血、尿素氮和肌酐浓度，血、尿电解质浓度。更重要的是心跳恢复后，必须及时稳定循环、呼吸功能，纠正缺氧和酸中毒，从而预防衰竭的发生。

（6）继发感染的防治

心搏骤停复苏后，容易继发感染，尤其气管切开、气管插管、静脉切开后更应注意防治。

（7）重症监护

加强治疗，多脏器功能支持，全身管理，监护中心静脉压、动脉压，留置导尿管、心电图等，保持生命体征稳定，保持血清和胶体渗透。

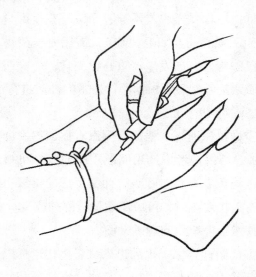

感染性心内膜炎

感染性心内膜炎是指微生物（细菌、真菌、立克次体、支原体、病毒）等感染产生的心内膜及心瓣膜炎症，尚包括大动脉内膜炎症。按其病程可分为急性和亚急性两种，但二者之间无明显的界限；按致病微生物侵入途径可分为自体瓣膜心内膜炎、静脉药瘾者心内膜炎和人工瓣膜心内膜炎。其中以人工膜瓣心内膜炎最为常见。临床表现有发热、乏力、进行性贫血、多汗、消瘦、肌肉酸痛、皮肤可见淡斑等症。

【问答】

疑问：哪些人容易得感染性心内膜炎？

解答：先天性心脏病患者患病危险最大，因为血流高速通过异常通道或狭窄瓣口时容易损伤这些部位的内膜，给细菌附着繁殖提供了条件。风湿性心脏病包括瓣膜置换术后也可能发生此病。另外，一些侵入性手术操作包括介入性治疗可能增加患病危险。

感染性心内膜炎绝大多数发生于心脏病的基础上。近年来发生于原无心脏病变者显著增多，已占首位。其原因可能与经血管的各种创伤性检查与治疗，各种内镜检查日渐增多，使感染机会明显增加有关，也可见由药物或疾病引起免疫功能抑制的患者。发生于冠状动脉硬化性心脏病基础上的患者有增加趋势，多见于老年男性，主要侵犯主动脉瓣；而风湿性心脏病所占的比例明显减少。

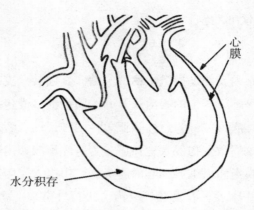

心膜

水分积存

近年来由于普遍地使用广谱抗生素，致病菌种已明显改变，几乎所有已知的致病微生物都可引起本病。各种条件致病菌亦明显增多。同一病原体可产生急性病程，也可产生亚急性病程。两种细菌的混合感染时有发生。草绿色链球菌为口腔及上呼吸道的常居细菌，因此牙齿、扁桃体、咽喉部是病原菌的常见侵入途径；此外，在尿路、肠道、产科方面的感染和手术操作等均易致菌血症。当心脏瓣膜存在病理变化或有先天性缺损时，侵入的细菌可在心瓣膜、心内膜和动脉内膜的损伤部位上黏附、繁殖、引起炎症，最常见的部位为病变的瓣膜和受血流旋涡冲击最强之处，而黏附力量最强者为金黄色葡萄球菌及肠球菌，其次为草绿色链球菌、表皮葡萄球菌及铜绿假单胞菌，黏附力最差的是大肠埃希菌。

本病多发于青壮年，男∶女为2∶1，草绿色链球菌是最常见的致病菌，患者常有获得性或先天性心脏病病史。多数患者无前驱症状，部分近期有手术、器械检查或感染史，起病缓慢而无特异性。全身症状为起病缓慢，常有不同程度的不规则发热，有进行性贫血、全身乏力、食欲减退、盗汗、体重减轻、肌肉关节酸痛等；还可能发生栓塞现象，赘生物脱落可发生栓塞，如脑栓塞，可出现肢体偏瘫；肺栓塞可突发胸痛、咯血；脾栓塞可有剧烈腹痛、脾脏肿大等；冠状动脉栓塞可引起肢体软弱、发冷、发白、麻痛、动脉搏动减弱或消失；肾栓塞则可有腰痛、蛋白尿、血尿等。

1. 治疗原则

（1）药物选择，一定要选用杀菌药物，而不能选用抑菌药物。血培养阳性可依据药敏试验选择药物。

（2）剂量要大，并维持血中有效的抗生素血浓度，至少为体外试验最低杀菌浓度的8倍。

（3）给药方式，一般选用静脉给药，以保证获得高血药浓度。

（4）疗程要足够长，一般4～6周或以上，以达治愈目的。

2. 抗生素的选用

（1）葡萄球菌

对甲氧苯青霉素敏感者，选用二氧萘青霉素2g静注，每4h1次，4～6周，或苯甲异恶唑青霉素2g静注，每4h1次，4～6周，加用庆大霉素5天。

（2）草绿色链球菌

选用青霉素G1000万～2000万U/d，持续或分6次静注，6～8周；也可加用链霉素0.75g肌注，每日1次。

（3）革兰阴性杆菌

伊米配能2～4g/d，分4次静注；安曲南8g/d，分4次静注，加用庆大霉素8～16万U/d。

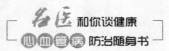

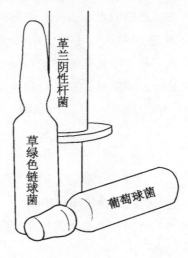

（4）真菌

可选用二性霉素B，应从小剂量开始，0.05～0.1kg/d，逐渐加量至30～40mg/d，疗程6～8周。

3. 手术治疗

手术包括切开脓肿，清除感染灶，置换瓣膜等。若在感染活动期间手术，术后继续抗感染治疗4～6周。

【问答】

疑问：感染性心内膜炎哪些情况可以考虑进行手术？

解答：瓣膜穿孔破裂、心力衰竭控制困难、先天性心脏病和人工瓣膜置换术后感染、内科治疗效果不好、发生四肢大动脉栓塞时可考虑手术。

适应证：持续菌血症和真菌感染内科治疗无效；反复发生内脏器官的大栓塞；继发于瓣膜功能不良的顽固性心力衰竭，内科治疗不能控制者；超声心动图检出较大赘生物或赘生物堵塞瓣口。

4. 抗凝治疗

只适应用瓣膜置换术后，非心内赘生物导致的肺栓塞，但必须密切监测凝血指标（如凝血时间、凝血酶原时间）。

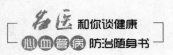

第七章
心力衰竭

【问答】

疑问：哪些疾病可以引起心力衰竭？

解答：引起心力衰竭的常见心血管疾病有原发性高血压、冠心病（包括急性心肌梗死和长期慢性心肌缺血）、风湿性心脏瓣膜病、各种心肌病、慢性肺源性心脏病（简称肺心病），先天性心脏病晚期也可以引起心力衰竭，其他系统疾病也可以引起心力衰竭，例如贫血、甲状腺功能亢进、脚气病。

心力衰竭是各种心脏结构或功能性疾病导致心室充盈及（或）射血能力受损而引起的一组综合征。由于心室收缩功能下降射血功能受损，心排血量不能满足机体代谢的需要，器官、组织血液灌注不足，同时出现肺循环和（或）体循环瘀血，临床表现主要是呼吸困难、无力而致体力活动受限和水肿。

【问答】

疑问：心力衰竭的常见诱因有哪些？

解答：有基础心脏病的患者，其心力衰竭症状往往由一些增加心脏负荷的因素所诱发。常见的诱发心力衰竭的原因有：

（1）感染

（2）心律失常

其中以心房颤动最常见，其他各种类型的快速性心律失常以及严重的缓慢性心律失常均可诱发心力衰竭。

（3）血容量增加

如摄入钠盐过多，静脉输入液体过多、过快等。

（4）过度体力劳累或情绪激动

（5）治疗不当

如不恰当停用利尿药物或降血压药等。

（6）原有心脏病变加重或并发其他疾病

如冠心病发生心肌梗死，风湿性心瓣膜病出现风湿活动，合并甲状腺功能亢进或贫血等。

1. 几乎所有类型的心脏、大血管疾病均可引起心力衰竭。心力衰竭反映心脏的泵血功能障碍，也就是心肌的舒缩功能不全。从病理、生理角度而言，心力衰竭的基本病因是原发性心肌损害和心室收缩或舒张负荷过重，导致心肌细胞数量减少、心室舒缩功能低下。

（1）原发性心肌舒缩功能障碍，这是引起心力衰竭最常见的

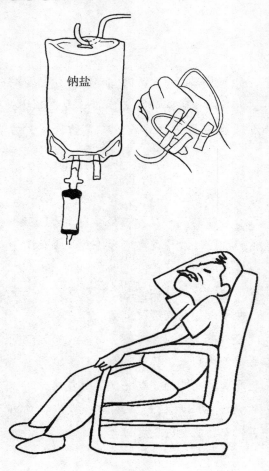

钠盐

原因。

1）缺血性心肌损害

冠心病心肌缺血或心肌梗死是引起心力衰竭最常见的原因之一。

2）心肌炎和心肌病

各种类型的心肌炎及心肌病均可导致心力衰竭，以病毒性心肌炎及原发扩张型心肌病最为常见。

3）心肌代谢障碍

以糖尿病、心肌病最为常见，其他如维生素B_1缺乏症及心肌淀粉样变性等均属罕见。

（2）心脏负荷过重

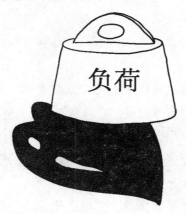

负荷

1）压力负荷过重

压力负荷过重是指心脏在收缩时所承受的阻抗负荷增加。造成左室压力过重负荷的常见原因有：高血压、主动脉瓣狭窄、主动脉缩窄；造成右室压力负荷过重的常见原因有：肺动脉高压、肺动脉瓣狭窄、肺阻塞性疾患及肺栓塞等。为克服增高的阻力，心室肌代偿性肥厚以保证射血量，持久的负荷过重，心肌必然发生结构和功能改变而终至失代偿，心脏排血量下降。

2）容量负荷过重

容量负荷过重是指心脏舒张期所承受的容量负荷过大。左室容量负荷过重见于：主动脉瓣或二尖瓣关闭不全，以及由右至左或左向右分流的先天性心脏病；右室容量负荷过重常见于：肺动脉瓣或三尖瓣关闭不全、房间隔缺损等；引起双室容量负荷过重

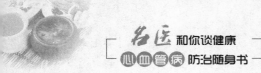
的疾病有：严重贫血、甲状腺功能亢进、脚气性心脏病及动静脉病等。容量负荷增加早期，心室腔代偿性扩大，以维持正常心排血量，但超过一定限度即出现失代偿表现。

2. 心力衰竭的分类，目前有以下几种分类方法：

（1）按发病的缓急，分为慢性和急性心力衰竭，前者常称为充血性心力衰竭。

（2）按主要受累心腔部位不同，可分为左心衰竭、右心衰竭和全心衰竭。

（3）根据心排血量属于绝对降低抑或相对不足，可分为低排血量型心力衰竭和高排血量型心力衰竭。

（4）按心力衰竭时收缩与舒张功能的改变，分为收缩功能不全性心力衰竭和舒张功能不全性心力衰竭，但也有两种情况同时存在，称为混合性心力衰竭。

（5）按心力衰竭时病理、生理变化分为原发性心肌收缩力减弱性心力衰竭、负荷过重性心力衰竭和负荷不足性心力衰竭。

慢性心力衰竭

【问答】

疑问：控制心力衰竭的关键是什么？如何有效地预防心力衰竭发生？

解答：延缓心力衰竭的发生关键是对各种心脏病的治疗。应遵医嘱按时服药，以免疾病复发，加重病情，还应注意药物的副作用和不良反应。心脏病的早期治疗，可预防心力衰竭的发生。在心脏病的治疗中除了按时服药外还要注意劳逸结合，避免过度劳累，保持良好的心态，注意稳定的情绪，避免紧张激动，以免加重病情。饮食以低盐低脂为主，少食多餐，禁食刺激性食物。加强锻炼，增强抵抗力。注意天气变化，增减衣服，预防感冒，避免上呼吸道感染。消除上述诱因的影响可以避免心力衰竭的发生，延长患者的寿命。

慢性心力衰竭又称充血性心力衰竭和慢性充血性心力衰竭，是多数心血管疾病的主要死亡原因。

1. 病因

当心脏病变致使心脏排出量降低时，机体可通过心、血管和神经体液的调节，动员储备力使心排出量恢复正常或接近正常，以维持机体需要，此即心功能的代偿期。若心排出量下降超过代偿的限度时，临床上即出现动脉系统供血不足和静脉系统瘀血的症状、体征，此即为心功能失代偿期。

（1）代偿期

正常心脏有丰富的储备能力，能适应机体代谢的需要而改变心排出量。当各种原因造成心排出量下降时，心脏可通过交感神经兴奋，肾上腺素能活性增加，使心率增快，心肌收缩力增强；心肌肥厚，心肌纤维增大增粗，肌纤维数员增多；心腔扩大，使心室舒张末期容量和充盈压增加；水钠潴留使循环血量增加等途径进行代偿，使降低的心排出量得以恢复而不产生静脉瘀血的症状。

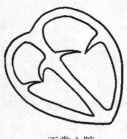

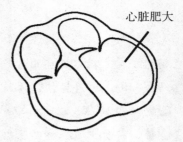

心脏肥大

正常心脏　　　　　　　　心衰患者心脏

（2）失代偿

当心脏病变和负荷不断加重，即使通过充分的代偿调节亦不能维持足够的心搏量和心排出量，此时产生体循环和肺循环静脉的瘀血和周围组织灌注不足的症状。近年来研究表明，当心房瘀血时其内压增高而被牵张，可释放心钠素，它具有抗血管紧张素的作用，能利尿排钠和扩张血管。但当心衰严重时，心钠素的增加，不能克服血管紧张素所致的血管收缩和水钠潴留的作用，从而出现明显的充血性心力衰竭。

2. 临床表现

充血性心力衰竭的主要临床表现是充血，其次是周围组织的灌注不足。临床上将心力衰竭分为左心衰竭、右心衰竭和全心衰竭。以左心衰竭开始的情况较多见。由于左心衰竭、肺瘀血、肺动脉高压而引起右心负荷加重，导致右心衰竭。单独的右心衰竭见于肺源性心脏病，最终可导致左心衰竭。

（1）早期表现：心衰早期症状可不明显，易被忽略。

1）交感神经兴奋的表现，如窦性心动过速、出汗多及面色苍白等。

2）重体力劳动及剧烈运动时出现呼吸困难或心绞痛，及心肌肥厚需氧量增加而引起缺氧的表现。左心衰早期，患者可仅有夜间睡眠不好或憋醒及阵发性胸前发闷等不典型表现，很易被忽视。

3）活动时易疲劳、倦怠，为心肌收缩力减退、心排血量减少、动脉系统供血不足的结果。

4）右心衰竭早期仅有上腹部胀痛，系肝瘀血肿大所致，易被误认为消化系统疾病。

（2）左心衰竭：主要是肺循环瘀血的表现。

1）劳力性呼吸困难

早期肺瘀血所产生的呼吸困难常为劳力性呼吸困难，即在体力活动时出现呼吸困难，休息后可缓解。此系由于体力活动时，体循环压力梯度增加，回心血量增加，左房压增高，使肺瘀血加重所致。

2）端坐呼吸

平卧时发生呼吸困难，被迫半卧位或坐位，两腿下垂以减轻呼吸困难，称端坐呼吸。一般于重度肺瘀血时出现。

3）夜间阵发性呼吸困难

为典型的左心衰竭表现。常于夜间睡眠中因极度窒息感而突然憋醒，被迫坐位。大多端坐休息后可缓解，重者面色发紫，大汗，咳粉红色泡沫样痰，两肺底湿性啰音，又称"心源性哮喘"。

4）急性肺水肿

是急性左侧心力衰竭的最严重表现。

5）咳嗽、咳痰、咯血

左侧心力衰竭肺瘀血早期常引起咳嗽、咳痰，多发生于平卧时及劳力时，是肺泡壁或支气管内膜瘀血所致。若长期肺瘀血导致支气管黏膜下层支气管静脉曲张破裂，可致大咯血。

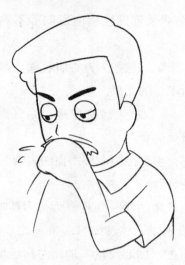

6）发绀

由于肺瘀血，血气交换障碍，导致动脉血氧分压与血氧饱和度下降所致。

7）其他

疲劳乏力与低心排血量致骨骼肌灌注不足有关；夜尿增多是由于夜间休息时，心排血量与氧的需求不平衡减轻，肾血流量增多使尿量增多所致。

（3）右侧心力衰竭

多继发于左侧心力衰竭。出现右侧心力衰竭后，由于右心室排血量减少，肺充血现象常有所减轻，呼吸困难亦随之减轻。单纯右侧心力衰竭多由急性或慢性肺心病引起。主要由慢性持续瘀血引起各脏器功能改变所致，如长期消化道瘀血引起食欲不振、恶心、呕吐等；肾脏瘀血引起尿量减少、夜尿多、蛋白尿和肾功能减退；肝瘀血引起上腹饱胀，甚至剧烈腹痛。长期肝瘀血可引起黄疸、心源性肝硬化。

（4）全心衰竭

由左心衰竭或右心衰竭发展而来。临床表现为左、右心衰竭的共同表现，但往往以右心衰竭表现更明显。

3. 治疗

（1）病因治疗

1）基本病因的治疗

大多数心力衰竭的病因都有针对病因的治疗方法，如控制高血压目前已不困难；药物、介入及手术治疗改善冠心病心肌缺血；慢性心瓣膜病之换瓣手术以及先天畸形的纠治手术等。对于少数病因未明的疾病如原发性扩张型心肌病等则办法不多。病因治疗的最大障碍是发现和治疗过晚，很多患者常满足于短期治疗缓解症状，拖延时日终至发展为严重的心力衰竭不能耐受手术，而失去了治疗的时机。

2）消除诱因

常见的诱因为感染，特别是呼吸道感染，应积极选用适当的抗菌药物治疗。对于发热持续一周以上者应警惕感染性心内膜炎的可能性。心律失常特别是心房颤动也是诱发心力衰竭的常见原因，对心室率很快的心房颤动，如不能及时复律应尽快控制心室率。潜在的甲状腺功能亢进、贫血等也可能是心力衰竭加重的原因，应注意检查并予以纠正。

（2）减轻心脏负荷

1）休息

控制体力活动，避免精神刺激，降低心脏的负荷，有利于心功能的恢复。但长期卧床易发生静脉血栓形成甚至肺栓塞，同时也使消化功能减低，肌肉萎缩。因此，对需要静卧的患者，应帮助患者进行四肢被动活动。恢复期的患者应根据心功能状态进行适量的活动。

2）控制钠盐摄入

心衰患者血容量增加，且体内水钠潴留，因此减少钠盐的摄入有利于减轻水肿等症状，但应注意在应用强效排钠利尿剂时，过分严格限盐可导致低钠血症。

3）利尿剂的应用

利尿剂是心力衰竭治疗中最常用的药物，通过排钠排水对缓解瘀血症状、减轻水肿有十分显著的效果。但是它并不能提高心肌的收缩力，不能使心排血量增加，在左室充盈压不太高的情况下，大量利尿可使心排血量下降。常用的利尿剂有：

①噻嗪类利尿剂

以氢氯噻嗪（双氢克尿塞）为代表，作用于肾远曲小管，抑制钠的再吸收。由于钠—钾交换也使钾的吸收降低。噻嗪类为中效利尿剂，轻度心力衰竭可首选此药，这种用法不必加用钾盐。噻嗪类利尿剂可抑制尿酸排泄，引起高尿酸血症，还可干扰糖及胆固醇代谢，长期应用要注意监测。

②袢利尿剂

以呋塞米（速尿）为代表，在排钠的同时也排钾，为强效利尿剂。低血钾是这类利尿剂的主要副作用，必须注意补钾。

③保钾利尿剂

螺内酯（安体舒通）：作用于肾远曲小管，干扰醛固酮的作用，使钾离子吸收增加，同时排钠利尿，但利尿效果不强。在与噻嗪类或袢利尿剂合用时能加强利尿并减少钾的丢失。

氨苯蝶啶直接作用于肾远曲小管，排钠保钾，利尿作用不强。常与排钾利尿剂合用，起到保钾作用。

阿米洛利的作用机制与氨苯蝶啶相似，利尿作用较强而保钾作用较弱，可单独用于轻型心衰的患者保钾利尿剂，可能产生高钾血症。一般与排钾利尿剂联合应用时，发生高血钾的可能性不大，但不宜同时服用钾盐。

4）血管扩张剂的应用

如前所述，心力衰竭时，由于各种代偿机制的作用，周围循环阻力增加，心脏的前负荷也增大。20世纪70年代以后，大量的多中心临床试验结果表明扩张血管疗法能改善心力衰竭患者的血流动力学，减轻瘀血症状。

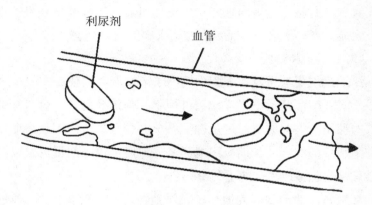

①小静脉扩张剂

与应用利尿剂一样，血管扩张剂不能增加心排血量。单纯扩张小静脉的药不多，临床上以硝酸盐制剂为主。

硝酸甘油，0.3～0.6mg 舌下含化，2min 内起效，持续 15～30min，可重复使用，方便快捷，重症患者可用静脉滴注，从小剂量开始。

硝酸异山梨酯（消心痛），2.5～5mg，舌下含化，每2h1次，临床上对慢性心衰应用更多的是口服制剂，缓释剂型可减少每日用药次数。

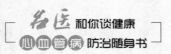

②小动脉扩张剂

使周围循环阻力下降，左心室射血功能改善，有利于心室的负荷降低，与此同时，左室舒张末压及相应的肺血管压力也下降，肺瘀血改善，恰当地用药使周围循环阻力下降的同时，心排血量增加，而血压的变化不明显。

扩张小动脉的药物很多，如直接舒张血管平滑肌的制剂、硝酸盐制剂、钙拮抗剂以及血管紧张素转换酶（ACE）抑制剂等。

（3）增加心排血量

对于已有心力衰竭的患者应用正性肌力药物可增强心肌的收缩，明显提高心排血量，是治疗心力衰竭的主要药物。

1）洋地黄类药物

洋地黄主要是通过使细胞内钙离子浓度升高而使心肌收缩力增强。一般治疗剂量下，洋地黄可抑制心脏传导系统，对房室交界区的抑制最为明显。对迷走神经系统的直接兴奋作用是洋地黄的一个独特的优点。长期应用地高辛，即使是较小剂量也可以对抗心衰时交感神经兴奋的不利影响。

常用的洋地黄制剂为地高辛、洋地黄毒苷及毛花苷C（西地兰）、毒毛花苷K等。

①地高辛

口服片剂，每片0.25mg，经小肠吸收2～3h血浓度达高峰，4～8h获最大效应。本药纠正了过去洋地黄制剂必须应用负荷剂量才能达到有效药浓度的错误观点。本制剂适用于中度心力衰竭维持治疗，每日一次0.25mg。

②洋地黄毒苷

口服片剂，每片0.1mg，因半衰期长达5天，在开始使用时必应用负荷量，否则需连续服药3～4周血浆浓度才能达稳态，故临床上少用。

③毛花苷C

为静脉注射用制剂，注射后10min起效，1～2h达高峰，每次0.2～0.4mg稀释后静注，适用于急性心力衰竭或慢性心衰加重时，特别适用于心衰伴快速心房颤动者。

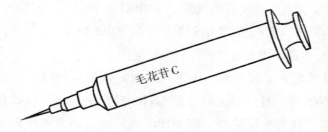

④毒毛花苷K

亦为快速作用类，静脉注射后5min起作用，0.5～1h达高峰，每次静脉用量为0.25mg，用于急性心力衰竭时。

2）非洋地黄类正性肌力药

①肾上腺能受体兴奋剂

多巴胺及多巴酚丁胺是20世纪70年代中期研究出来应用于临床的药物，可用于心衰的治疗。多巴胺是去甲肾上腺素的前体，其作用随应用剂量的大小而表现不同，较小剂量表现为心肌收缩力增强，血管扩张。特别是肾小动脉扩张，心率加快不明显。这些都是治疗心衰所需的作用。

多巴酚丁胺是多巴胺的衍生物，扩血管作用不如多巴胺明显，对加快心率的反应也比多巴胺小。用药剂量与多巴胺相同。

以上两种制剂均只能短期静脉应用，在慢性心衰加重时应用有助于改善心衰，起到帮助患者渡过难关的作用。

②磷酸二酯酶抑制剂：临床应用的制剂有氨力农和米力农，

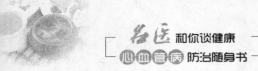

后者增强心肌收缩力的作用比前者强10～20倍，作用时间短，副作用也较少，两者均能改善心衰症状及血流动力学各参数。

磷酸二酯酶抑制剂短期应用对改善心衰症状的效果是肯定的，但已有大系列前瞻性研究证明长期应用米力农治疗重症慢性心衰患者，其死亡率较不用者更高，其他的相关研究也得出同样的结论，因此，此类药物仅限于短期应用。

（4）抗肾素–血管紧张素系统相关药物的应用

1）血管紧张素转换酶抑制剂的应用

血管紧张素转换酶（ACE）抑制剂临床应用时，多被划为血管扩张剂，但在用于心力衰竭时，其作用远非血管扩张剂所能概括。其副作用较少，刺激性咳嗽可能是患者不能耐受治疗的一个原因，有肾功能不全者应慎用。首次剂量宜小，以免使血压过低。近年来国外已有不少大规模临床试验均证明即使是重度心力衰竭应用ACE抑制剂也可以明显改善远期预后，降低死亡率。

ACE抑制剂目前种类很多，在选择应用时主要考虑其半衰期长短，确定用药剂量及每日用药次数。卡托普利为最早用于临床的含巯基的ACE抑制剂，用量为12.5～25mg，每日2次；贝那普利半衰期较长并有1/3经肝脏排泄，对有早期肾功损害者较适用，用量为5～10mg，每日1次；培垛普利亦为长半衰期制剂，可每日用一次2～4mg。

2）抗醛固酮制剂的应用

螺内酯等抗醛固酮制剂作为保钾利尿剂，在心衰治疗中的应用已有较长的历史。近年来的大样本临床研究证明小剂量的螺内酯对抑制心血管的重构、改善慢性心力衰竭的远期预后有很好的作用。

（5）β受体阻滞剂

β受体阻滞剂抑制交感神经兴奋，减少心肌耗氧量，抑制心室重构，延缓心力衰竭的发展，降低死亡率、住院率。

症状改善常在治疗开始2~3个月后；即使症状改善不明显，受体阻滞剂仍能减少疾病进展的危险。不良反应可在治疗早期就发生，但一般不妨碍长期治疗。

起始治疗前和治疗期间患者体重必须恒定，已无明显液体潴留，利尿剂已经维持在最合适剂量。如果患者体液不足，易产生低血压；如有液体潴留，则有增加心力衰竭恶化的危险。

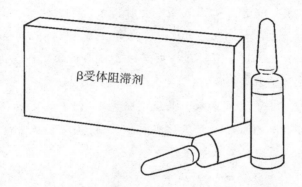

需从极低剂量开始，如果患者可以耐受，可每隔1周将剂量加倍，如果小剂量时出现不良反应，则应延迟加量。确定最大剂量原则与血管紧张素转换酶抑制剂一致，并不按治疗反应来定，应增加到事先设定的靶剂量，如患者不能耐受，可应用最大耐受剂量。最大剂量因人而异，但清醒心率不宜低于55次/min。达到最大剂量后应长期维持，避免突然撤药，以防引起病情恶化。在应用β受体阻滞剂期间，心力衰竭可有轻度或中度加重，此时应调整利尿剂和血管紧张素转换酶抑制剂，如果病情恶化需静脉用药时，可以将β受体阻滞剂减量或停用，病情稳定后再加量或

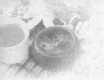
继续应用。如果需要静脉应用正性肌力药，磷酸二酯酶抑制剂较β受体阻滞剂合适。

急性心力衰竭

【问答】

疑问：发生了急性心力衰竭的紧急急救措施有哪些？

解答：当急性心力衰竭发生时，必须迅速处理，如不及时采取措施，可危及患者生命，通常应注意以下几点：

（1）让患者坐起，双下肢下垂，以减少回心血量，减轻肺瘀血，缓解呼吸困难。

（2）给予氧气吸入，高流量吸氧4～6L/min，必要时用体积分数为50%的酒精湿化吸氧，氧流量6～8L/min，还可用面罩吸氧提高氧体积分数在95%以上。

给予急救药物：快速洋地黄制剂、吗啡、呋塞米（速尿）、硝酸甘油、氨茶碱等。

必要时可轮流结扎四肢，以降低心脏前负荷。

（5）做好心理护理，稳定患者情绪，减少其紧张恐惧心理，避免不良刺激，给予精神支持。

必要时拨打120急救电话。

急性心力衰竭是指由于急性心脏病变引起心排血量显著、急骤降低导致组织器官灌注不足和急性瘀血综合征。急性右心衰即急性肺源性心脏病较少见，主要为大块肺梗死引起。临床上急性左心衰较为常见，是严重的急危重症，抢救是否及时合理与预后密切相关。

1. 病因

心脏解剖或功能的突发异常，使心排血量急剧降低和肺静脉压突然升高均可发生急性左心衰竭。常见的病因有：

（1）与冠心病有关的急性广泛前壁心肌梗死、乳头肌梗死断裂、空间隔破裂穿孔等。

（2）感染性心内膜炎引起的瓣膜穿孔、腱索断裂所致瓣膜性急性反流。

（3）其他如高血压心脏病血压急剧升高，原有心脏病的基础上快速性心律失常或严重缓慢性心律失常，输液过多过快等。

2. 临床表现

突发严重呼吸困难，呼吸频率常达每分钟30～40次，强迫坐位、面色灰白、发绀、大汗、烦躁，同时频繁咳嗽，咳粉红色泡沫状痰。极重者可因脑缺氧而致神志模糊。

3. 治疗

（1）坐位

患者立即采取坐位，双腿下垂，减少静脉回流。

（2）吸氧

立即鼻导管高流量吸氧，病情特别重者可以面罩吸氧。

（3）镇静

吗啡，5～10mg静脉缓慢注射具有镇静作用，减少躁动带来的心脏负荷，而且可以舒张小血管减轻心脏负荷，必要时间隔15min可以重复注射，老年人可酌情减少剂量或改为肌注，但有呼吸障碍、意识障碍者禁用。

（4）快速利尿

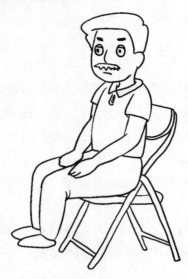

　　呋塞米，20～40mg 静脉注射，2min 内推完，10min 起效，可以持续 3～4h，4h 可以重复，可以通过利尿减轻心脏前负荷，缓解肺水肿。

　　（5）扩血管

　　1）硝普钠

　　为动静脉扩张剂，根据血压调整用量，维持收缩压在 10mmHg 左右。硝普钠含氰化物，用药时间不宜连续超过 24h。

　　2）硝酸盐制剂

　　单硝酸异山梨酯（硝酸甘油），异山梨酯静脉滴注，患者的个体差异比较大，需从小剂量起用，根据情况每 10min 调节一次，以血压达到上述水平为度。

　　3）酚妥拉明

　　扩张小动脉，静脉用药以 0.1mg / min 开始，每 5～10min 调节一次，最大剂量为 1.5～2.0mg / min。

（6）洋地黄制剂

毛花苷C（西地兰）静脉推注，最适合于快速房颤并已知心室扩大、左心功能不全者，首剂为0.4~0.8mg，2h后可酌情再给0.2~0.4mg。急性心肌梗死24h内不宜应用洋地黄。

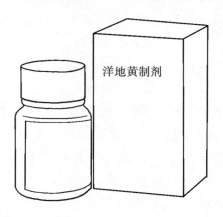

洋地黄制剂

（7）氨茶碱

静脉注射，可解除支气管痉挛，并有一定的扩血管利尿作用。

（8）其他

可以轮流结扎四肢来减少静脉回心血量。

心力衰竭的日常保健

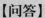【问答】

疑问：预防心力衰竭平时应注意哪些问题？

解答：（1）积极治疗原发性心脏病，如严格控制高血

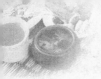

压、心绞痛。尤其是老年人发生急性心肌梗死时，心力衰竭的发病率是很高的。

（2）去除各种易导致心力衰竭的诱因，如对感染、过劳、情绪激动、心律失常、贫血等须严加防范。

（3）老年心脏病患者，饮食要高营养、易消化、低盐、少吃多餐，生活要有规律，忌烟酒。

（4）老年人应学习一些自我保健的常识，了解心力衰竭早期的一些临床表现，以便及时就医，明确诊断，及时治疗。如劳力后出现心慌气短、夜间憋醒、阵发性咳嗽、呼吸困难、原因不明的下肢水肿等，均可能是早期心力衰竭的症状。

心力衰竭患者在日常生活中应当注意：

1. 保持起居有规律

做好心理调节，提高自控能力。首先要树立战胜疾病的信心和勇气。同样罹患心功能不全，但患者情绪不同，结果则显著不同。如果情绪沉闷、精神压力过大，可增加心脏负担，加重心功能不全。

2. 强调动静结合

"动"是指运动，根据心脏功能情况，适当活动和锻炼。"静"是指休息，合理安排作息时间，坚持每天午休1h左右。患者在医生的指导下进行适当的活动，一方面可避免形成褥疮和静脉血栓，另一方面可以提高心功能储备力，增强抗病能力，减少感染（感染是诱发心功能不全的主要病因之一）。在运动时，患

170

者应掌握"度",以活动时不感到疲乏、最高心率每分钟不超过120次为度。如心功能为 I 级的患者,可以慢跑、打太极拳、做操;心功能 II ~ III 级的患者,可以到室外平地散步,做些力所能及的活动。

3. 保持室内温度相对恒定

冬季最好在20℃左右;夏季使用电扇时应避免直接吹风,使用空调时要注意室内外温差不宜过大。

4. 做到室内通风

冬季室内每日至少通风两次,每次0.5h,但要注意患者能自身保暖,避免空气对流时引起感冒。

5. 预防呼吸道感染

呼吸道感染可诱发心功能不全,外出时应根据季节增减衣服。同时要注意口腔卫生。

6. 保持大便的通畅,避免便秘时过度用力。

7. 要注意加强室内保暖措施,减少发作诱因,防止上呼吸道感染。

8. 心力衰竭是心脏病的危重表现

心脏病的重要特点是病情变化快,且容易引发并发症导致突然死亡,故必须严密观察病情。如出现急性心力衰竭症状——突然呼吸困难,不能平卧;或出现急性肺水肿症状——气急、发绀、粉红色泡沫状痰、两肺布满湿性啰音,应及时送医院抢救。家属应学会识别上述症状。

9. 气急明显者,应常备袋装氧气,以便应急时使用。

心力衰竭的饮食调养

1. 膳食要求

心力衰竭饮食调养的原则主要是少量多餐，食物容易消化，以减少心脏的负荷，并限制钠盐，防止水肿，保护心脏。

（1）少量多餐

心脏病患者不宜吃得过多，每日总热能分 4～5 次摄入，以减少餐后胃肠过度充盈及横膈抬高，避免心脏工作量增加。晚餐应早些吃，宜清淡，晚饭后不进或少进任何食物和水分。

（2）限制钠盐

这是控制心力衰竭较为适当的方法。为了减轻水肿，应限制食盐，每日 3g 以内为宜。

（3）适当限制蛋白质和热能的摄入

心力衰竭明显时，每日蛋白质可控制在 25～30g，热能 2501.4kJ（600kcal），2～3d 后，蛋白质可加至 40～50g，热能 4184～6276kJ（1000～1500kcal）。病情好转后逐渐增加蛋白质和热能，但不宜太高，以减轻心脏的负荷。

（4）应吃易于消化的食物

心脏病患者由于血液循环功能减退，胃肠道瘀血、水肿，影响食物的消化、吸收。因此，所用食物应易于消化。开始可用流质、半流质饮食，然后可根据病情改用软饭。

（5）应供给充足的维生素和适量的无机盐

如维生素 B_1 及维生素 C，可保护心肌；供给适量的无机盐钙，可维持正常的心肌活动。钾对心脏有保护作用，不足时会引起心律失常，用利尿药时，除补钾外，还应注意补充镁、锌等微量元素。

2．控制钠的摄入

心力衰竭患者应采取低钠、低热量膳食。钠盐摄入多少，应视病情轻重而定。钠除存在于食盐中，还广泛地存在于许多天然及加工的食品中，如罐头、味精、海鱼等都含有较高的钠。按病情需要，在调整膳食时还须适当增减主食和油、糖的供给，这类食物钠含量极低，可忽略不计。为了保证有足够而不过量的蛋白质和维生素，可供给一定数量的脱脂牛奶、豆浆、河鱼、瘦肉、家禽和蛋类等食品。这类食物一般含钠量也不高，可任意调整。新鲜水果含多种维生素及无机盐（尤其是钾、镁含量相当丰富，而钠含量则甚低），可随意食用。而蔬菜中钠的含量变化很大，低者100g蔬菜中只含数毫克钠，高者含钠可达几百毫克，因而合理地选用蔬菜是控制钠摄入的关键。现介绍几组常用蔬菜的钠含量，其中低钠组可随意食用。

（1）低钠组（＜50mg/100g食物）

苤蓝20.4mg，荠菜15.7mg，苋菜23.0mg，韭菜11.7mg，菜花38.2mg，辣椒12.0mg，大葱3.5mg，金针菜43.0mg，番茄6.1mg，莴笋31.0mg，茭白8.3mg，黄瓜14.0mg，苦瓜12.0mg，丝瓜11.0mg，茄子1.2mg。

（2）中等钠组（50～100mg/100g食物）

塌菜5.8mg，白菜（青菜）66.0mg，油菜66.0mg，芥蓝93.0mg，小白菜92.0mg，大白菜70.0mg，水芹菜98.0mg，白菜薹89.0mg，菠菜78.6mg，生菜88.0mg，白萝卜66.0mg，胡萝卜66.0mg，水萝卜61.3mg。

（3）高钠组（＞100mg/100g食物）

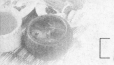

油菜薹110mg，金针菜126mg，蕹菜158mg，马兰170mg，茼蒿172mg，茴香菜187mg，牛皮菜274mg，芹菜328mg。

3. 忌食的食物

（1）粮食类及其制品：各种面包和加碱的机器切面、饼干、油条、油饼及发酵制作的各种点心。

（2）豆类及其制品：豆腐干和霉豆腐。

（3）禽、畜肉类：含食盐及苯甲酸的罐头食品、灌肠类、咸肉、腊肉、肉松。

（4）油脂类：奶油。

（5）水产类：咸鱼、熏鱼、罐头鱼及部分含钠量高的海鱼。

（6）奶、蛋类：咸蛋、松花蛋、乳酪等。

（7）蔬菜类：咸菜、酱菜、榨菜及部分含钠高的蔬菜，如菠菜、卷心菜、芹菜等。

（8）水果类：葡萄干、含食盐及苯甲酸的水果罐头或果汁、水果糖等。

（9）调味品：味精、食盐、酱油、番茄酱等。

（10）饮料：汽水、啤酒等。

心力衰竭的运动保健

1. 力所能及的活动

心力衰竭患者在康复期应参与一些心脏能够承受的、力所能及的活动，但切忌操之过急。因为他的运动和心脏功能与正常人相比有很大的区别。

2. 从小量活动开始

心力衰竭患者康复期的运动和活动应从小量开始，慢慢增加切忌过量。一开始应在家人或医护人员的陪同和监护下做些室内活动。能耐受后再移至室外，漫步的距离逐渐递增，并适当地做一些四肢及关节的活动，且活动时间不宜长。

3. 进行脉搏的监测

测量运动前的脉搏，若每分钟脉搏超过100次或少于60次，则不适合参加运动或活动。

4. 运动时间要选择

一般情况下每天参加运动一次或两次，一次20～30min，宜在饭后2～3h或饭前1h进行。天气炎热时，可选在早晨或晚间进行。冬天宜在出太阳时进行。总之，应选择在不太寒冷也不太热的气温下运动。

5. 勿做爆发性的运动或活动

如突然跳跃、转体、提重物、抱小孩、启酒瓶盖、抛东西等。

6. 运动或活动时监测症状

运动中若出现过度疲劳、胸闷、气短、心前区疼痛、头痛、恶心、面色苍白等症状时，表示心脏无法承受此运动量，应立即停止，并要充分休息。注意观察症状是否缓解，若不能缓解则应进行治疗。

7. 运动后的观察

通过适量的运动或活动，患者心情舒畅，感到精力较前充沛，夜间睡眠好，无其他不适症状，说明运动量适度。若出现不适症状或睡眠差，表示运动或活动量过大，要减少运动量或调整运动方式。

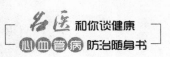
第八章
心肌病

心肌病（DDM）是一组由于心脏下部分腔室（即心室）的结构改变和心肌壁功能受损所导致心脏功能进行性障碍的病变。其临床表现为心脏扩大、心律失常、栓塞及心力衰竭等。病因一般与病毒感染、自身免疫反应、遗传、药物中毒和代谢异常等有关。按病理可分为扩张型心肌病、肥厚型心肌病和限制型心肌病等。

扩张型心肌病

【问答】

疑问：扩张型心肌病的后期发展会如何？

解答：扩张型心肌病起病缓慢，可以很长时间没有任何症状。有25%的患者心脏可逐渐缩小，能够正常生活，另75%的患者会逐步发生心力衰竭，病情将进行性恶化，这部分患者5年之内病死率约为30%，10年之内的病死率约为70%。

扩张型心肌病（DCM）主要特征是一例或双侧心腔扩大，心肌收缩期泵功能障碍，产生充血性心力衰竭，以往被称为充血性心肌病。本病常伴有心律失常，病死率较高，男多于女（2.5∶1），发病率为 5～10/10 万。

病因尚不完全清楚，除特发性、家族遗传性外，近年认为病毒感染是其重要原因，病毒对心肌的直接损伤，或体液、细胞免疫反应所致心肌炎可导致和诱发扩张型心肌病。此外，卫生期、酒精中毒、抗肿瘤药、代谢异常等多因素亦可引起本病。

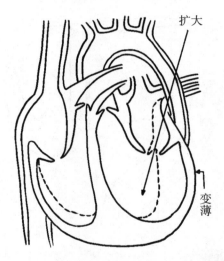

起病缓慢，多在临床症状明显时才就诊，如有气急，甚至端坐呼吸、水肿和肝大等充血性心力衰竭的症状和体征时才被诊断。部分患者可发生栓塞或猝死。主要体征为心脏扩大，75% 的病例可听到第三或第四心音呈奔马律，常合并各种类型的心律失常。

因本病原因未明，尚无特殊的治疗方法。目前治疗原则是针对充血性心力衰竭和各种心律失常。一般是限制体力活动，低盐

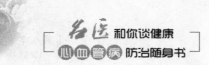

饮食，应用洋地黄和利尿剂。但本病较易发生洋地黄中毒，故应慎用。近年，在洋地黄、利尿剂治疗的同时，选用β受体阻滞剂、钙拮抗剂、血管扩张剂及血管紧张素转换酶抑制剂等，从小剂量开始，视症状、体征调整用量，长期口服。这样不但能控制心衰，而且还能延长存活时间。对一些重症晚期患者，在强心、利尿、血管扩张剂等用药基础上植入DDD型起搏器，选用恰当的起搏参数，可起到改善血流动力学的良好效果。应防治病毒感染、高血压、糖尿病、饮酒、营养障碍等使病情恶化的因素。

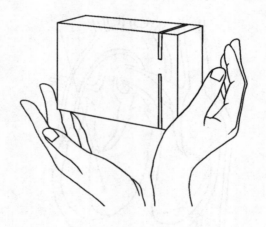

肥厚型心肌病

【问答】

疑问：肥厚型心肌病患者在日常生活中应当注意什么？

解答：避免劳累，不能进行剧烈运动和重体力劳动。戒烟戒酒防止受凉，预防感染。避免血压突发性下降。

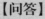

肥厚型心肌病（HCM）是以心肌的非对称性肥厚、心室腔变小为特征的原因不明心肌病。表现心室血液充盈受限，左心室舒张期顺应性下降。根据左心室流出道有无梗阻而分为梗阻性和非梗阻性肥厚型心肌病。

肥厚型心肌病的病因未明。由于本病有明显的家族性发病倾向（约占1/3），故目前认为遗传因素是主要病因，为常染色体显性遗传。此外，有人认为儿茶酚胺与内分泌紊乱、原癌基因表达异常参与心肌肥厚的形成，也可能与本病的发病有关。起病缓慢，多见于青年人，男性多于女性。非梗阻型早期主要症状以呼吸困难为主，晚期可出现心房颤动和心力衰竭；梗阻型者可出现劳累后气急、端坐呼吸、心绞痛、眩晕及晕厥、心力衰竭，可发生猝死。

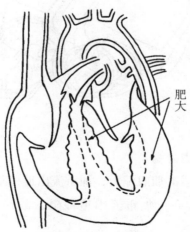

肥大

治疗原则是阻止疾病的进展，防治猝死及并发症，减轻症状。

1. 一般治疗

避免劳累、情绪激动及剧烈体力活动，防治感染，预防心力衰竭以及感染性心内膜炎。

2. β阻滞剂的应用

此药能减弱心肌收缩，减轻流出道梗阻，减少心肌耗氧和增加舒张期心室扩张，减慢心率，增加心搏出量。首选药为普萘洛尔，通常从小剂量开始，但有心衰或心动过缓者慎用。

3. 钙拮抗剂

钙拮抗剂既有负性肌力作用减弱心肌收缩，又可改善心肌顺应性而有利于舒张功能，故宜用于本病。β受体阻滞剂与钙拮抗剂合用可能效果比单用好。

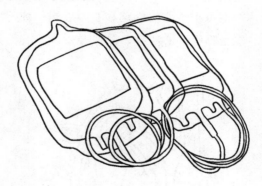

4. 对症治疗

（1）治疗心力衰竭

洋地黄可增强心肌收缩力，加重流出道梗阻，强力利尿剂可减少左室充盈，亦可加重流出道梗阻，故一般情况下应避免使用。

（2）治疗心房颤动

房颤时可引起心房无效收缩，室律快而不规则，左室充盈更加困难，流出道梗阻加重；左房压显著增高。可引起肺水肿及猝死；同时可促使心腔内血栓形成，增加栓塞危险性。因此，发生房颤，有复律应延时，应首先试行复律，也可洋地黄与普萘洛尔合用以减慢心室律。

（3）治疗心绞痛

避免使用硝酸或亚硝酸盐制剂，因为可加重左室流出道梗阻，以一般治疗和β受体阻滞剂、钙拮抗剂为主。

（4）治疗晕厥

发作时可平卧、双腿抬高，或静滴去氧肾上腺素等血管收缩药以解除梗阻。

5. 手术治疗

用于重度梗阻型病例，主要是切除室间隔明显增厚部分。

限制型心肌病

限制型心肌病（RCM），是以舒张功能异常为特征，表现为限制性充盈障碍的心肌病。WHO的定义为"以单或双心室充盈受限，舒张期容积缩小为特征，但心室收缩功能及室壁厚度正常或接近正常。可出现间质的纤维增生。可单独出现，也可与其他疾病（淀粉样变性、伴或不伴嗜酸粒细胞增多的心内膜疾病）同时存在"。

心肌纤维变性、心肌浸润或心内膜心肌瘢痕组织形是心脏限制性充盈障碍的主要原因。RCM可以是特发性、遗传性或是各种系统性疾病的结局。遗传性RCM通常以常染色体显性遗传为特征，还可通过常染色体隐性遗传。

限制型心肌病的分类：可分为心肌疾病和心内膜心肌病两大类。其中心肌疾病又可分为：（1）非浸润性心肌病，包括特发性

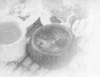
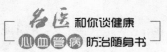
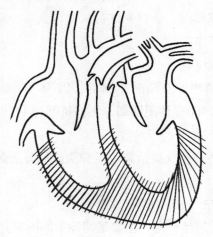

和家族性心肌病等；（2）浸润性心肌病，指心肌细胞间有异常物质沉积，如淀粉样变性、Gaucher病等；（3）贮积性心肌病，指心肌细胞内贮积异常物质，如血色素沉着病、尼曼匹克病、Fabry病等。心内膜心肌病又可分为闭塞性及非闭塞性心肌病。

临床表现为心力衰竭和肺动脉高压性症状，如心悸、气短、

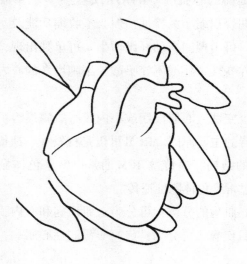

咳嗽、咯血、头晕、乏力、肝大、颈静脉充盈、心界扩大，当二尖瓣关闭不全时可闻及二、三尖瓣听诊区收缩期杂音等，同时也显示乳头肌功能不全，还可闻及心动过速、奔马律杂音。

本病缺乏有效的内科治疗方法，水肿者可用利尿剂，以拮抗醛固酮利尿剂为宜。洋地黄除控制心房颤动的心室率外，应用价值不大。近年来曾用手术切除纤维化增厚的心内膜，房室瓣受损者同时做人造瓣膜置换术，可获得较好效果，对极重型年轻患者偶尔也做心脏移植术。

不规则的生活习惯，对心脏的影响较大。所以，限制型心脏病的患者应充分休息，避免劳累及情绪激动，保证足够的睡眠时间。持续长时间的脑力劳动，可导致病情加重，因此生活不宜紧张，尽量保持自身乐观向上的情绪。在体力允许的情况下，可做一些轻的体力活动。

【问答】

疑问：限制型心肌患者在饮食上应注意什么？

解答：进餐不宜过饱，尤其是大量难以消化的高脂、高蛋白质食物，使腹部膨胀，膈肌升高，心脏及肺的正常活动受到限制，食物不宜过咸，少食油腻食品，忌辛辣刺激食品，忌烟，避免感染毒素、酒精等可能诱发因素。保持大便的通畅，避免便秘时过度用力。限制型心肌病一经确诊，应坚持在医生指导下，按医嘱服药，服药不宜中断。

限制型心肌病心力衰竭患者经药物治疗症状缓解后可轻微活动，护士应根据病情协助患者安排有益的活动，但应避免剧烈运动。合并严重心力衰竭、心律失常及阵发性晕厥的患者应绝对卧

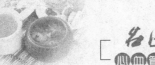

床休息，以减轻心脏负荷及心肌耗氧量。护士应协助做好生活护理，对长期卧床及水肿患者应注意皮肤清洁干燥，注意翻身和防止褥疮。

心肌病的日常保健

1. 患者应注意休息，有心脏扩大并有心功能不全者，应严格控制活动，绝对卧床休息，直至心肌病变停止发展、心脏形态恢复正常，才能逐步增加活动量。患者出现胸闷、胸痛、烦躁不安时，应在医生指导下使用镇静、止痛剂。

2. 饮食应为高热量、高蛋白、高维生素食物，尤其是富含维生素C的食物，如山楂、苹果、橘子、番茄等。

3. 每日要注意测量体温、血压、脉搏、呼吸等生命体征。应及时给高热的患者降温，并进行口腔护理及皮肤护理。当患者出现脉搏微弱、血压下降、烦躁不安、面色灰白等症状时，谨防由此导致的心源性休克。如出现此病症，应立即送往医院进行救治。

4. 心肌炎反复发作的患者，长期服用激素，要注意观察毒性和不良反应，如高血压、胃肠道消化性溃疡及穿孔、出血等。心肌炎患者对洋地黄制剂极为敏感，易出现中毒现象，应严格掌握用药剂量。急性患者应服用大剂量维生素C及能量合剂，静脉滴注或静脉推注时要注意保护血管，控制速度，以防肺水肿。

5. 患者的居室应保持空气新鲜、流通，定期通风换气，但要避免患者直接吹风，防止感冒加重病情。冬季注意保暖。平素应加强身体锻炼，运动量不宜过大，可由小量到逐步增加，以患者不感劳累为度，可做些气功、太极拳、散步等活动。同时要避免以下活动：

（1）避免长时间阅读、写作和用脑。

（2）避免长时间会晤、交谈。交谈时不但消耗体力，更消耗脑力，故心肌炎和心肌病患者应注意控制交谈的时间。

（3）避免长时间下象棋、打麻将、看电视等娱乐活动。无论什么活动，只要出现疲劳，心肌炎和心肌病患者都应该终止活动，立即休息。

心肌病的运动疗法

【问答】

疑问：心肌病患者在运动中应怎样预防发生猝死？

解答：运动猝死的发生虽然很突然，但并非没有任何预警信号；而不顾身体发出的各种信号，一意孤行的运动，正是导致运动猝死的最重要原因。因此，防止运动猝死有三项注意：

（1）在医生或专家的指导下运动。心肌炎患者的心肺功能较脆弱，若运动不当易引发猝死，所以在运动前最好进行心肺功能的全面检查，根据身体状况，在医生和专家的指导下，指定运动计划。

（2）掌握好运动强度。低强度运动的脉搏为每分钟100次以内，中等强度为130～150次，高强度则为150次以上。

心肌炎患者一般推荐选择中低强度的运动。

（3）加强运动中的监测。运动前后测脉搏是简单易行的监测手段。一般来说，低强度运动后脉搏应该在运动后 5～10min 恢复正常，中等强度为 20～30min，高强度则为 0.5～1h。

适当的体育疗法有助于增强心脏功能，促进心肌炎患者康复。轻型心肌炎患者，在退热、心率和心律恢复正常以及心脏功能改善后，可参加 10～30min 的有氧运动，如步行。步行时应掌握适宜的强度，可根据身体情况规定一定的步行速度和距离。锻炼 3 个月后，如果步行时的心率能达到本人最大心率的 65% 时，则还可以参加一些其他自己感兴趣的缓和的有氧运动，如游泳、骑自行车和做体操等，但是一定要注意循序渐进。运动前应做 5～10min 的准备活动，以预防因突然用力活动对心脏的应激作用。运动后还应有 5～10min 的整理运动，以避免因突然停止运动可能引起的头晕虚脱症状。

此外，可在心脏康复医生指导下进行四肢肌肉力量的锻炼，做短时间和轮流交替的体操、哑铃、拉力器等，不过要避免做屏气动作。大约半年后，还可在耐力、力量、速度逐渐增加的基础上，进行一些有氧运动专项训练，如距离不太长的长跑等。但不能进行大强度的训练和比赛，也不宜进行力量型的举重、摔跤等，以防止因身体过劳而引起病情复发。

第九章
心包疾病

【问答】

疑问：什么是心包？什么是心包腔？

解答：心脏的外层很薄，叫心包。心包是包裹心脏及大血管根部的一个囊，它就像心脏的一件外衣，将心脏与周围组织器官相隔，但又通过韧带与周围组织牢固相连。心包分为内外两层，外层为纤维性心包，内层为浆膜心包。浆膜心包又分壁、脏两层。浆膜心包壁、脏两层之间的潜在性腔隙称为心包腔。正常情况下，心包腔内含有15～50mL液体，起润滑作用，以减少壁层和脏层心包的摩擦。疾病状态下，液体量可增加，形成心包积液。

心包炎是由于心包脏层和壁层发生了炎症，它常是某些疾病的全身表现之一或并发症。临床按病程可分为急性和慢性两种，临床上出现心前区疼痛或间痛、呼吸困难、干咳、声音嘶哑、吞咽困难。全身症状包括发热、出汗、疲乏、焦虑、抑郁等。

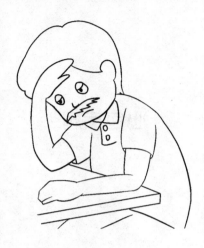

急性心包炎

【问答】

疑问：急性心包炎患者在住院期间应该注意什么？

解答：（1）尽量卧床休息，取半卧位。

（2）严格低盐饮食的同时，给予高热量、高蛋白、高维生素、易消化的饮食。

（3）保持大便通畅。

（4）注意个人卫生，预防各种感染。

（5）加强锻炼，提高机体抵抗力；保持心情舒畅。

（6）遵医嘱及时、准确地使用药物。

（7）注意病情变化，及时与医生联系。

急性心包炎是由心包脏层和壁层急性炎症引起的综合征。临床特征包括胸痛、心包摩擦音和一系列异常心电图变化。

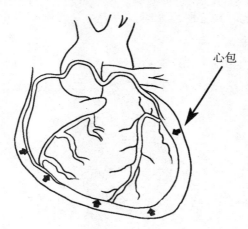

心包

急性心包炎几乎都是继发性的，其病因实质上是各种原发的内外科疾病，部分病因至今未明。其中以非特异性、结核性、化脓性和风湿性心包炎较为常见。国外资料表明，非特异性心包炎已成为成年人心包炎的主要类型；国内报告则以结核性心包炎居多，其次为非特异性心包炎。恶性肿瘤和急性心肌梗死引起的心包炎在逐渐增多。随着抗生素和化学治疗的进展，结核性、化脓性和风湿性心包炎的发病率已明显减少。除系统性红斑狼疮性心包炎外，男性发病率明显高于女性。

急性心包炎的主要症状为心前区痛和呼吸困难。

1. 心前区痛

多见于急性非特异性心包炎和感染性心包炎，结核性或肿瘤性心包炎则不明显。可表现为胸闷或呈缩窄性或尖锐性痛，部位在心前区或胸骨后，在吸气和咳嗽时疼痛加重。

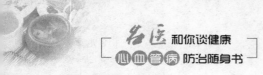
2. 呼吸困难

呼吸困难是心包渗液时最突出的症状，由肺瘀血、肺或支气管受压而引起。在心脏压塞时，可有端坐呼吸、身体前倾、呼吸表浅而快，伴发绀等。

3. 其他症状

发热、出汗、乏力、干咳、嘶哑、吞咽困难、烦躁不安等。

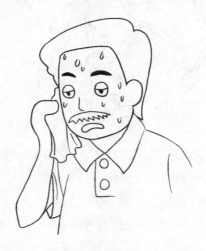

【问答】

疑问：急性心包炎对患者以后生活有影响吗？

解答：主要取决于原发病。以往，化脓性及结核性心包炎的预后不好，但自使用抗生素、化学疗法及外科治疗以来，两者的预后都将大为改善。但是，两者都较易发展为慢性缩窄性心包炎，所以应早期诊断，及时治疗，防止发展。肿瘤性心包炎预后差。

急性心包炎的治疗原则包括病因治疗、解除心包压塞和对症治疗。

1. 对症和支持治疗

卧床休息，胸痛时给阿司匹林或吲哚美辛，对剧痛可用可待因30mg口服，或肌注吗啡或哌替啶等。

2. 解除心包压塞

最有效的方法是立即进行心包穿刺抽液，并做必要的检查。常见的穿刺部位：

（1）左侧第5肋间心浊音界内侧1～2cm或心尖冲动以外1～2cm处进针，针头向内、向后指向脊柱方向推进，此法最常用。优点为操作方便、容易成功和不易撕裂较厚的左心室壁，缺点为针头经左胸进入，有增加胸膜腔感染的机会且容易损伤冠状动脉。

（2）由剑突与左肋缘交界处进针，针头向上，略向后紧贴胸骨后推进。优点为不进入胸腔，不易损伤冠状动脉和乳房内动脉，因积液沉积于心包下部，易抽得液体，缺点是操作较困难，有撕裂右心房或右心室的危险。

（3）胸骨左缘或右缘第5或第6肋间，肩胛中线第7或第8肋间，与右第4肋间心浊音界内侧1cm等处。

3. 病因治疗

（1）风湿性心包炎

与急性风湿热治疗相同，可用皮质激素、阿司匹林，因其出现填塞症状少见，故一般不做心包穿刺。

（2）结核性心包炎

需同时并用两种以上抗结核药物，疗程6个月至1年以上。有渗液者在抗结核病药物基础上可同时服小剂量泼尼松5mg，每

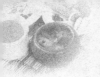

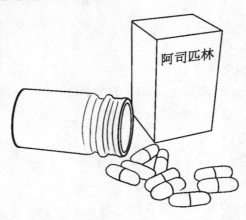

日3次或于心包穿刺抽液时心包腔内注入地塞米松2～5mg，以促进渗液吸收。

（3）化脓性心包炎

应联合应用大剂量抗生素，本病的致病菌大多为葡萄球菌、链球菌、肺炎球菌。近年来革兰氏杆菌及厌氧菌性心包炎时有报道。

（4）急性非特异性心包炎

需镇静、止痛。采用肾上腺皮质激素控制急性病变，并给予抗病毒类药物。有继发感染时加用抗生素。对反复发作心包炎渗液而激素治疗无效者，可考虑心包部分切除术。

（5）肿瘤性心包炎

应抗肿瘤治疗，对症处理，心包穿刺抽液减压，心包腔内注入抗肿瘤药物。

4. 手术治疗

对化脓性心包炎做心包穿刺仍排脓不畅或已形成包裹性积脓时，须及早做切开引流，对缩窄性心包炎早期手术疗法是治疗的关键。对有心功能不全者，术前、术中可选用毒毛花苷K。

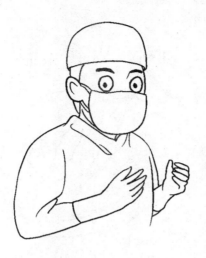

慢性心包炎

【问答】

疑问：慢性心包炎是怎样发展的？

解答：心包的内层又分为壁层和脏层，这两层间留有空隙，称心包腔。如果这两层心包广泛粘连、增厚和钙化，心包腔闭塞成为一个纤维瘢痕组织的外壳，紧紧包住和压迫整个心脏和大血管根部。心脏的舒张和收缩因此受限，心功能逐渐减退，引起全身血液回流障碍，静脉压升高以及心排血量减少，导致患者的临床症状。

慢性心包炎系继发于急性心包炎，其病型变化可分为慢性粘连性心包炎、慢性渗出性心包炎及慢性缩窄性心包炎三种。

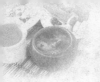
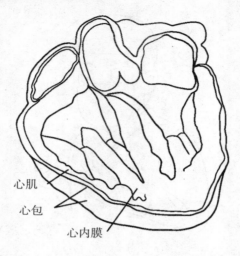

心肌
心包
心内膜

　　在能肯定的病因中，以结核占首位；其次为化脓性、创伤性、肿瘤性，近年认为非特异性、尿毒症性系统性红斑狼疮性心包炎也可引起缩窄，而风湿性心包炎很少引起缩窄。

　　起病缓慢、急性心包炎后数月至数年发生心包缩窄。患者可出现不同程度的呼吸困难、乏力，这主要是由于心排出量不能随活动量相应增加所致。出于静脉压增高，患者可因肝胆肿大、腹水而出现食欲不振、上腹疼痛等症状。

　　应及早施行心包剥离术。病程过久，心肌常有萎缩和纤维变性，影响手术的效果。因此，只要临床表现为心脏进行性受压，用单纯心包渗液不能解释，或在心包渗液吸收过程中心脏受压重征象越来越明显，或在进行心包腔注气术时发现壁层心包显著增厚，或磁共振显像显示心包增厚和缩窄，如心包感染已基本控制，就应及早争取手术。结核性心包炎患者应在结核活动已静止后考虑手术，以免过早手术造成结核的扩散。如结核尚未稳定，但心脏受压症状明显加剧时，可在积极抗结核治疗下进行手术。

手术中心包应尽量剥离，尤其两心室的心包必须彻底剥离。因心脏长期受到束缚，心肌常有萎缩和纤维变性，所以手术后心脏负担不应立即过重，应逐渐增加活动量。静脉补液必须谨慎，否则会导致急性肺水肿。由于萎缩的心肌恢复较慢，因此手术成功的患者常在术后4~6个月才逐渐出现疗效。

心包炎的饮食调养

1. 给予高热量饮食

高热量饮食是在平常饮食的基础上，另外供给高的碳水化合物食品以增加热量。一般在三餐基本饭食以外，可在上、下午或晚间各加点心一次。有条件的可采用牛乳、豆浆、藕粉等甜食，另加蛋糕、面包、饼干之类。

2. 给予高蛋白饮食

富含蛋白质的食物可分为豆类、动物内脏、肉类、家禽类、水产类、蛋类等。一般来说，一块像扑克牌大小的煮熟的肉含有60~70g的蛋白质，一大杯牛奶有16~20g，半杯的各式豆类含有12~16g。所以一天吃一块像扑克牌大小的肉，喝两大杯牛奶、一些豆子，加上蔬菜水果和饭，就可得到120~140g的蛋白质，足够一个体重60kg的长跑选手所需。若是需求量比较大，可以多喝一杯牛奶，或酌量多吃些肉类，就可获得充分的蛋白质。

3. 给予易消化的饮食

易消化的食物有青菜、豆腐、绿豆粥、鲜奶、各类蛋、鱼、瓜类，像冬瓜、丝瓜、苦瓜、水瓜、黄瓜，还有番茄、白菜之类的等。助消化的食物肯定易消化，如山楂、萝卜、汤菜等。

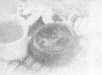
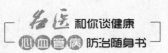

【问答】

疑问：心包疾病患者应避免一切油脂高的食物吗？

解答：有心脏病或高血脂的人，最怕见到的就是"油"。其实，与其苛刻要求自己不吃油，不如选择性地吃些"好油"。据加拿大广播公司报道，富有"好油"的坚果，是心脏最大的救星。美国哈佛大学的学者也在《内科学文献》上撰文表示，每周吃2~3次坚果的男性比几乎不吃坚果的男性死于心脏病的概率要小30%，死于心脏病发作的概率也要小47%。

4. 适量补充坚果

许多研究已经发现，在坚果类食物中，杏仁、胡桃和山核桃更能有效地促进心脏健康。《英国医学杂志》刊登的一项对8.6万名女性进行的调查发现，每天吃20g坚果的人比每周吃少于5g坚果的人，患心脏病的概率要少35%。应该用坚果代替其他不健康的食物，比如那些富含饱和脂肪酸的食物，每次吃坚果，应该控制在30g的范围内。最好吃原味坚果，吃坚果时加糖、巧克力、盐等调味料，会抵消坚果的健康功效。

第十章
肺源性心脏病

【问答】

疑问：在哪些人群中容易发生肺源性心脏病？

解答：据调查发现，有以下情况容易发生深静脉血栓形成，也就是说容易发生肺源性心脏病。

（1）静脉炎、静脉曲张等疾病，以下肢、盆腔深静脉为主。

（2）在脑卒中（中风）患者中容易发生，发生率为30%～60%。

（3）在髋关节置换术患者中，发生率可高达40%～70%。

（4）在孕产妇中也不少见，或者外伤、手术患者易于出现。

（5）在恶性肿瘤、心肌梗死、心功能不全患者和血液病

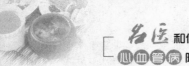
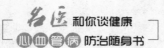

患者内也可发生。

（6）其他危险因素为40岁以上、肥胖、高脂血症、长期制动如坐长途汽车或飞机旅行。

肺源性心脏病是由肺组织、肺动脉血管或胸廓的慢性病变引起肺组织结构和功能异常，产生肺血管阻力增加，肺动脉高压，使右心扩张、肥大，伴或不伴右心衰竭的心脏病。

肺源性心脏病的病因

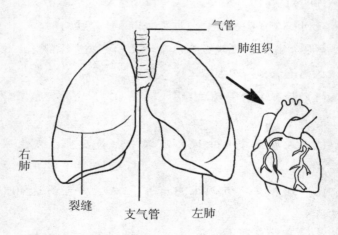

1. 支气管、肺疾病

以慢性阻塞性肺疾病最为多见，占80%～90%，其次为支气管哮喘支气管扩张、重症肺结核、尘肺、特发性肺间质纤维化和各种原因引起的肺间质纤维化、结节病、过敏性肺泡炎、药物相关性肺疾病等。

2. 胸廓运动障碍性疾病

较少见，严重的脊椎后凸、侧凸、脊椎结核、类风湿关节炎、胸膜广泛粘连及胸廓形成术后造成的严重胸廓或脊椎畸形，以及神经肌肉疾患如脊髓灰质炎，均可引起胸廓活动受限、肺受压、支气管扭曲或变形，导致肺功能受损。气道不畅，肺部反复感染，并发肺气肿或纤维化。缺氧，肺血管收缩、狭窄，阻力增加，肺动脉高压，发展成慢性肺心病。

3. 肺血管疾病

甚少见。累及肺动脉的过敏性肉芽肿病，广泛或反复发生的多发性肺小动脉栓塞及肺小动脉炎，以及原因不明的原发性肺动脉高压症，均可使肺小动脉狭窄、阻塞，引起肺动脉高压和右心室负荷过重，而发展成为肺心病。

4. 呼吸中枢功能障碍造成通气不足

包括原发性肺泡通气不足、慢性高原病、呼吸中枢损害等。

肺源性心脏病的并发症

1. 并发症的种类

（1）心律失常

多表现为房性过早搏动及阵发性室上性心动过速，也可右心房扑动及心房颤动。

（2）上消化道出血

缺氧、高碳酸血症及循环瘀滞可使上消化道黏膜糜烂坏死，发生弥散性渗血；或因其他原因产生应激性溃疡出血。

（3）肾衰竭

呼吸衰竭、心衰、休克等原因均可导致氮质血症、尿毒症的发生。

（4）休克

可因严重感染、严重心衰、上消化道大出血等引起。

（5）酸碱平衡失调及电解质紊乱

呼吸衰竭时，呼吸性酸中毒普遍存在。但由于体内代偿情况的不同，或并存有其他疾病时，可出现各种不同类型的酸碱平衡失调及电解质紊乱。

（6）肺性脑病

为中、重度呼吸衰竭所引起的高碳酸血症、低氧血症、酸碱平衡失调等一系列内环境紊乱引起的脑部综合征。患者表现为烦躁不安、神志模糊、嗜睡及四肢肌肉抽搐等。

（7）弥散性血管内凝血

因严重缺氧、酸中毒、感染、休克等因素激活凝血因子以及红细胞增多，血黏度增高，促使血液进入高凝状态，发生弥散性血管内凝血。

2. 并发症的治疗

（1）酸碱失衡和电解质紊乱

当严重失代偿性呼酸时，除上述措施外，需适量补5%碳酸氢钠注射液，避免过度通气，慎用利尿剂和脱水剂，掌握皮质激素使用等。纠正电解质紊乱，如低钾、低钠、低氯血症。

（2）肺性脑病

有脑水肿者，应降低颅内压，可用20%甘露醇50mL静注，或静脉快速滴注糖皮质激素如地塞米松；对躁动者可用10%水合氯醛10～15mL保留灌肠，其对呼吸中枢的抑制作用较弱。

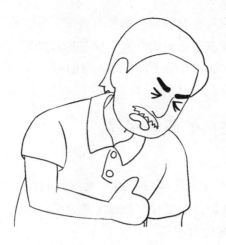

（3）心律失常

心室率快的室上性心动过速、房扑或房颤可诱发或加重心力衰竭，可在密切观察下选用毛花甘C或维拉帕米。室性心律失常可用利多卡因，也可用美西律或普罗帕酮。

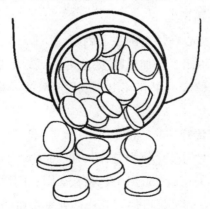

（4）其他并发症

消化道出血：治疗上除病因治疗和诱因治疗外，可予制酸剂，如西咪替丁或酌用去甲肾上腺素。肺心病并感染性休克：除

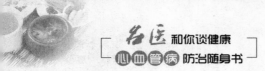

病因治疗外，应补充有效血容量和改善微循环，或予低分子右旋糖酐、激素。弥散性血管内凝血：应早期诊断和及早治疗，包括控制感染，纠正缺氧及酸中毒，改善微循环。

肺源性心脏病的冬季保养

冬季气候寒冷，是肺心病容易复发或病情加重的季节。因此，肺心病患者做好保健对安全过冬尤为重要。

1. 防止上呼吸道感染

肺心病急性发作多由上呼吸道感染诱发。因此，凡有肺心病或慢性支气管炎的患者，都应严防上呼吸道感染。平时要加强锻炼，多到户外空气新鲜的环境中进行呼吸运动，增加肺活量，增强机体免疫力；同时注意御寒，防冷空气刺激。

2. 保持呼吸道通畅

通气障碍是肺心病加重的主要因素，所以，必须设法保持呼吸道通畅；痰咳不出，会加重呼吸道阻塞；蒸汽的吸入有利于润湿呼吸道，稀释稠痰，以利咳出；或用吸痰器不断将痰液吸出，保持呼吸道通畅。

3. 家庭吸氧治疗

肺心病加重期的氧疗原则是：长期、持续、低浓度加温湿化吸氧。一般应每天持续16h以上，持续4周，间歇应在白天，睡眠时不要间断。家庭吸氧可使肺心病病死率由60%降至20%，效果明显。

4. 减轻心脏负担

肺心病加重期有25%～70%的患者发生心力衰竭，是肺心病死亡的重要原因。因此应想尽办法减轻心脏负担，保护好心脏。患者应绝对卧床休息；不能平卧，可取半坐位或前倾坐位，周围用被子垫好，使患者感到舒服、不疲劳。

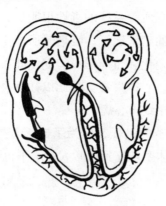

吸烟对肺源性心脏病的影响

【问答】

疑问：吸烟会使人体发生哪些变化？

解答：研究表明，吸一支烟后，人体会发生如下变化：皮肤温度降低，毛细血管收缩，心率每分钟增加5～20次，由此可见，吸烟对人体的危害极大。然而，有许多烟民并不相信吸烟会对人体造成如此严重的伤害。有些"老烟枪"没有觉得身体有什么异常，其实这是因为这些人的身体对尼古丁已经有了一定的耐受性，所以一时没有发生急性中毒。但如果隐患一旦发作，则势不可当，身体可能在短期内就面临崩溃的危险。

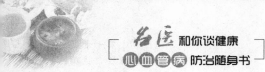
　　吸烟对人体健康的损害是人尽皆知的，它是肺心病等病的重要致病因素。一支烟中含尼古丁 5.15mg、氨 1.6mg、氰酸 0.03mg，烟雾中还含有3%～6%的一氧化碳。大量事实证明，尼古丁对呼吸系统、心血管系统的毒性很明显，它可以渗入肺部神经，影响呼吸系统的正常运行。吸烟时所产生的尼古丁和一氧化碳可加速动脉粥样硬化和血栓形成；促使儿茶酚胺和加压素分泌增多，使心率加快、心律失常。长此以往就会造成呼吸困难，肺部功能降低，从而导致肺心病。

　　戒烟是一个艰苦的过程，但为了健康着想，戒烟仍要从速。因为即使戒烟，身体要恢复到正常人的水平也还需很长时间。

肺源性心脏病的运动疗法

1. 运动原则

　　肺源性心脏病患者的运动一定要从强度低的轻微柔和的运动开始。重症肺源性心脏病患者只能从散步开始，运动前数呼吸次数和脉搏，步行百步后再数，如果呼吸超过30次/min，脉搏超过100次/min，即为终止指标。坚持1周后，如果呼吸、脉搏减弱，再增加步行距离50步，如无不适，以后每周每次增加50步，直到每次步行1km，没有任何不适。其他活动也要循序渐进，以此类推。

2. 短暂缺氧性训练

　　肺心病患者的显著特点是肺内氧气交换不足，难以提供充分的氧以保证"有氧运动"的锻炼。不过，进行短暂的"缺氧运动"可以增加体内二氧化碳蓄积，起到刺激呼吸、锻炼呼吸肌的作用。缺氧运动的指标就是在呼吸达到30次/min左右后，即不再增加运动量，使其从30次/min降至20次/min左右。这种适度的缺氧锻炼，对慢性肺心病患者有一定好处；但在急性发作期，不宜采用。

3. 游泳疗法

经常游泳会增加肺活量和改善肺功能。对于肺心病患者来说，游泳是最适宜的运动。即使不游泳，仅站在没胸的水中，水压也会锻炼呼吸肌。夏秋游泳可明显减少冬季慢性肺源性心脏病的发作。当然有室内游泳条件者，能坚持一年四季游泳更好。

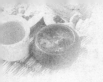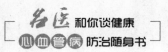

第十一章
周围血管疾病

多发性大动脉炎

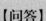

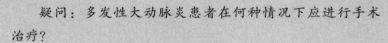

【问答】

疑问：多发性大动脉炎患者在何种情况下应进行手术治疗？

解答：当有肾动脉狭窄、肾性高血压明显或出于血管严重狭窄引起脑供血不足，如伴有视力减退、晕厥等或有动脉瘤存在时，均宜争取手术，如血管腔内成形或瘤体切除术。

另外，短段主动脉狭窄和肾动脉起始部狭窄者可采用经皮腔内血管成形术。

多发性大动脉炎是主动脉及其主要分支的慢性非特异性炎症性疾病，常引起多发性动脉狭窄和闭塞，出现相应器官和供血不足征象。又称为无脉病、主动脉弓综合征或Takayasu动脉炎等。本病多发于40岁以下年轻女性（约占90%以上），常见于中国、日本等亚洲国家。

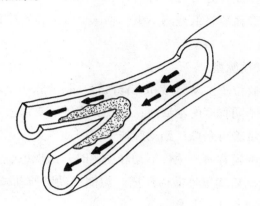

1. 病因与病理

病因至今不明，曾被认为与结核、风湿、内分泌异常有关，近年又提出系感染后的自体免疫性反应。主要累及大、中动脉，常见部位为主动脉及分支的几个节段。病变早期血管外膜中单核、淋巴、中性白细胞和纤维细胞浸润，并向管壁中层发展，致使平滑肌纤维断裂，继而引起血管内膜增厚、管腔狭窄甚至造成闭塞。依据病变区域分为4型：①头臂型；②胸、腹主动脉型；③肾动脉型；④混合型。

2. 临床表现

可分为两个阶段：活动期和后期血管闭塞期。

（1）活动期

约3/4的患者于青少年时发病。起病大多缓慢，有全身症状如发热、全身不适、食欲不振、消瘦、盗汗、乏力和关节病等。病变动脉处可有局限性疼痛和压痛，活动期症状可自行隐退。经

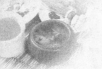
过长短不等的隐匿期后出现大动脉及分支闭塞的症状和体征。

（2）血管闭塞期

狭窄病变血管处可有血管杂音和履朗震颤。远端的动脉搏动减弱或消失，血压降低或测不出。临床上根据血管受累部位可分三型：

1）头臂动脉型

病变主要位于主动脉弓和头臂血管。颈动脉和松动脉狭窄堵塞时，可有不同程度的脑缺血，表现为头昏、头痛、眩晕、视觉障碍等，严重者可晕厥。颈动脉搏动减弱或消失，可听到血管杂音，眼底视网膜贫血。锁骨下动脉受累时，出现患肌无力、麻木和冷感，活动后间歇性肢体疼痛。患侧桡动脉搏动减弱或消失。血压下降或测不出，为无脉症。

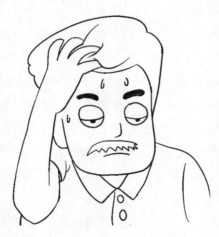

2）腹主动脉型

累及肠系膜动脉时可致肠道功能紊乱或肠梗死；累及肾动脉时可致肾性高血压、肾区或脐周血管杂音；累及髋总动脉，可致患侧下肢麻木发凉，间歇性破行，动脉压降低，股、足背动脉减弱或消失，髂总动脉部位可闻及血管杂音。

3）胸腔动脉型

可同时出现广述两型的临床表现。

4）肺动脉型

可有心悸、气促、肺动肌瓣区收缩期杂音，严重的可致咯血、发绀等肺动脉高压表现。

3. 治疗

（1）活动期治疗

在动脉炎的活动期和全身症状明显时，可用肾上腺皮质激素治疗，给泼尼松 5～10mg 或地塞米松 0.75～1.5mg，3～4 次 / d，至体温下降、血沉趋向正常后逐渐减且以至停药。如有结核或链球菌感染，应同时给予抗结核药物。

（2）稳定期治疗

1）免疫抑制药的应用

可试用硫唑嘌呤，每日 0.1g，口服；或环磷酰胺，50mg 口服；或甲氨蝶呤，5mg 口服，停药 7～14 天为 1 个疗程；或 6-巯基嘌呤，每次 2～4mg / kg，口服。

2）血管扩张药的应用

对慢性型患者更为适用。地巴唑 30mg，3 次 / d；烟酸 100mg，3 次 / d；妥拉唑啉 25～50mg，3 次 / d。静滴右旋糖酐-40（低分子右旋糖酐）或 706 代血浆 250～500mL，1 次 / d。以上均以 2 周为 1 个疗程。

3）抗凝药物的应用

双嘧达莫（潘生丁）25～50mg，3 次 / d；或肠溶阿司匹林 50～100mg，1 次 / d；或噻氯匹定 250mg，1 次 / d 口服。

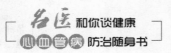

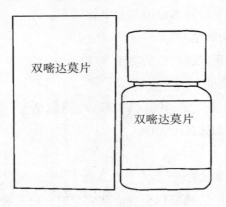

4）降压约物

在高血压时宜用两种以上降压药物合用。

闭塞性周围动脉粥样硬化

【问答】

疑问：治疗闭塞性周围动脉粥样硬化时主要使用哪些药物？

解答：（1）降血脂药物

1）氯贝丁酯（安妥明）：每次0.5g，每日3～4次，口服。

2）亚油酸：每次1～2丸，每日3次，口服。

3）弹性酶：每次20mg，每日3次。

4）考来烯胺（消胆胺）

5）维生素C，每日至少1.0g，口服或加入25%葡萄糖液20～40mL内静脉注射；维生素B_6每日3次，每次50mg

口服。

（2）扩张血管药物的治疗

1）妥拉唑啉，口服，每日3次，每次25mg，肌肉或皮下注射，1次25mg。

2）烟酸，口服，1次50～200mg，每日3次，饭后服。

3）环扁桃酯

4）低分子右旋糖酐

（3）抗生素的应用

当患者肢体发生坏疽继发感染时，应根据伤口脓液细菌培养和药物敏感实验结果，选用有效的抗生素，以控制感染。如为铜绿假单胞菌感染，可用多黏菌素B、黏菌素等治疗。抗生素常规肌肉注射和结合静脉滴注，则效果更显著。抗生素溶液局部创口湿敷也有一定作用。

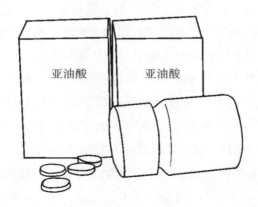

闭塞性周围动脉粥样硬化是指周围的大、中动脉由于阻塞性粥样硬化病变而致肢体血供受阻，表现为肢体缺血症状。动脉粥

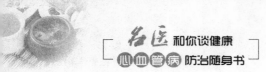

样硬化是闭塞性周围动脉疾病中最常见的病因。本病好发于50～70岁男性，主要累及下肢的大、中动脉，上肢较少见。常与其他动脉的粥样硬化同时存在。

本病是全身动脉粥样硬化的一部分，其病因与发病机制尚未完全阐明。涉及的因素很多，但目前已有充分资料说明。脂质代谢的紊乱、血流动力学的改变、动脉壁的功能障碍以及凝血和纤溶系统的紊乱是其重要因素。某些血管区域血流的应力、张力和压力的变化是本病发病的基础。在血管分支或分叉的对角处所产生的湍流和涡流的持续性压力可导致内膜细胞损伤和增殖，故其节段性病变常出现于颈总动脉分出颈内动脉和主动脉分出髂动脉的分叉处；立位时，下半身血压较高可能是下肢受累多于上肢的原因。糖尿病，高血压，吸烟、肥胖和家族史等为动脉硬化的危险因素。

主要由于动脉狭窄或闭塞引起肢体局部血供不足所致。最典型的症状为患肢发凉、麻木和间歇性跛行。如腹主动脉下端或髂动脉发生闭塞，行走时整个臀部和下肢均有酸胀、乏力和疼痛；如症状发生在小腿，则可能为股动脉或腘动脉闭塞。病情进一步发展，动脉严重狭窄以致闭塞时，肢体在静息状态下也可出现疼痛等症状，称为静息病。常在肢体抬高位时加重，下垂位时减轻。疼痛在夜间更为剧烈。患肢皮肤苍白、温度降低、感觉减退、皮肤变薄、汗毛脱落、肌肉萎缩、趾甲增厚变形、骨质稀疏。后期可产生趾、足或小腿的干性坏疽和溃疡。

主要是对患肢的精心护理，经常保持清洁，敷乳膏保湿，绝对避免外伤。鞋、袜的选择也应十分注意，使之不致影响局部血流，不会造成皮肤损伤。对已有静息痛的患者，可采用抬高床头的斜坡床，以增加下放血流灌注，减少肢痛发作。

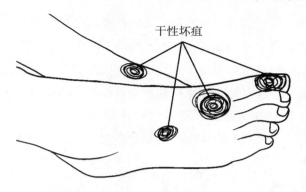

干性坏疽

　　对于有间歇性跛行发作的患者，应鼓励有规律地进行步行锻炼，坚持每日步行至出现症状为止，长此下去，可延长步行距离。其他如骑自行车或游泳等也是较好的运动。有关导致动脉粥样硬化的危险因素更应积极治疗或禁戒，如调整饮食，控制体重，治疗高血压、高脂血症、糖尿病及戒烟等。

血栓闭塞性脉管炎

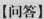

【问答】

　　疑问：吸烟对于血栓闭塞性脉管炎患者有何影响？

　　解答：吸烟是该病的重要原因。在不吸烟的人中，很少见到典型的血栓闭塞性脉管炎。患者中吸烟者占60%～95%，绝对戒烟可使病情稳定、缓解和减少复发，再度吸烟又可使病情再复发和加重。因此血栓闭塞性脉管炎患者应尽早戒烟。

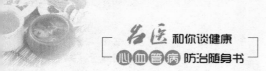
血栓闭塞性脉管炎（TAO）是一种非动脉硬化性节段性炎症性疾病，主要发生于四肢的中、小动脉和静脉，以下肢尤为多见。其临床特点为患肢缺血、疼痛、间歇性跛行、受累动脉搏动减弱或消失，伴有游走性血栓性浅表静脉炎，严重者有肢端溃疡或坏死。该病几乎是青壮年男性所特有，女性患者仅属个别报道。在欧美 8628 例本病患者中女性患者占 1.1% ~ 1.2%，我国 11630 例患者中女性占 1.1% ~ 5.2%。本病是我国慢性周围血管疾病中最常见的病种，多发生于农村，北方较南方多见，发病年龄多在 20 ~ 40 岁之间。冬季多发。

1. 本病病因还不明确，可能与下列因素有关：

（1）吸烟

吸烟可降低皮肤温度，引起小血管痉挛，血细胞堆积和血流缓慢。对烟敏感者，血流会完全中断。把家兔定时放在烟雾中，和（或）用烟草浸液定时注射，可使肢体或尾巴发生坏疽。患者皮肤对皮内注入烟草产物呈过敏，烟草浸液的皮内试验的阳性率在不吸烟者是 9%，吸烟者为 16% ~ 45%，血栓闭塞性脉管炎患者高达 78% ~ 87%。少数患者并不吸烟，可能均与被动吸烟有关。

（2）内分泌紊乱

患者中男性占 95% 左右，且都在青壮年时期发病，故认为可能系前列腺功能紊乱或前列腺液丢失过多，使体内具有扩张血管和抑制血小板聚集作用的前列腺素减少所致；男性患者中以青壮年居多。因而推测本病发生与男性激素有关。

（3）自体免疫学说

近来发现血栓闭塞性脉管炎活动期强者尚有红细胞受体活性减低，红细胞免疫复合物花环率增高，红细胞免疫促进因子减少和抑制因子升高等改变。

（4）血液凝固性增高因素

该病患者全血强度和血浆强度增高，红细胞电泳时间减慢；血小板聚集在增高和血浆因子相关抗原含量增高，血液和血管组织型纤溶酶原激活药和其抑制因子减少，提示存在高凝状态。

（5）寒冷刺激

可引起血管痉挛，反复和长期刺激，会使血管内膜增生，甚至闭塞。据统计，我国5653例血栓闭塞性脉管炎患者中有明显寒潮史者占22%～89.7%。

（6）营养不良

实验证明营养不良的动物更易遭受烟草对血管的损害。血栓闭塞性脉管炎的患者90%比较贫穷。我国患者中60%～70%是农民。

2. 临床表现

（1）疼痛

疼痛是最突出的症状，病程早期因血管痉挛，血管壁和周围组织神经末梢受到刺激而使患肢远端出现疼痛、发凉、麻木等异常感觉。随着肢体动脉内血栓形成，即出现缺血性疼痛。

（2）肢体营养障碍

因长期慢性缺血，组织发生营养障碍，小腿足部肌肉萎缩，趾（指）甲增厚变形，皮肤干燥、汗毛脱落，严重时肢端组织缺血加重产生干性坏疽，继发感染后形成湿性坏疽。

3. 治疗

（1）一般治疗

严禁吸烟，防止受冷、受湿和外伤，也不能过热，以免组织需氧量增加。对疼痛的处理，可用吲哚美辛（消炎痛）、布桂嗪（强痛定）等药物。

（2）药物治疗

1）血管扩张药

常用的有：妥拉唑啉25mg，每日3次口服，或25mg，每日2次肌注；烟酸50mg，每日3次口服；盐酸罂粟碱30mg，每日3次口服或皮下注射。

2）低分子右旋糖酐

并发感染不宜使用。

4. 用异山梨酯（消心痛）口服则可获明显止痛效果。此外，安乃近、吲哚美辛也可选用。吗啡、哌替啶易成瘾，宜慎用。有局部和全身感染者，应根据细菌培养和药敏，选用有效抗生素。

（3）手术治疗

1）腰交感神经切除术

缓解血管痉挛，促进侧支循环建立，从而止痛加速创口愈合功能，适用于一、二期患者。

2）血管重建术

要求先通过动脉造影，证实属于节段性闭塞，并有良好的流出道，可酌情行动脉扩张术、血栓内膜剥脱术和旁路转流术。

3）截肢术

对趾（指）端已坏死者，须待坏死界线清楚后，才可将坏死部分切除，只有肢体已有比较广泛的坏死，疼痛不能忍受或难以控制时，才可考虑截肢术。

（4）高压氧疗法

在高压氧舱内，通过血氧量的提高，可增加肢体的供氧量。每日进行1次，每次3~4h，一般10次为1个疗程，有一定的治疗效果。

（5）超声、中频同步叠加疗法

对软化血管及溶栓有较明显的效果。

（6）超声波疗法

用于炎症或坏疽期。以调节神经血管功能，改善下肢血液循环，解除痉挛。

雷诺综合征

【问答】

疑问：雷诺综合征一旦发作后就必须马上进行药物治疗吗？

解答：大多数原发和继发性雷诺综合征仅有轻度发作，一般不予特殊治疗。劝慰患者使之消除顾虑，注意全身保暖，特别是手足不要受冻。吸烟者应戒烟。对少数病情较严重者可试用药物治疗。肾上腺素阻断剂如利舍平0.25～0.5mg每日1次对有些患者有效，但如长期服用有不良副作用。钙拮抗剂特别是硝苯地平每日10～30mg可减少发作次数及严重程度。其他药物如甲基多巴也有报告有效者。静脉用血管扩张剂前列腺素E，仍在试验中。

交感神经切除可用于对药物治疗无效的严重病例，但效果也是暂时的。继发性雷诺综合征应积极治疗原发病。

雷诺（Raynaud）综合征是指肢体动脉和小动脉出现阵发性收缩状态，常于寒冷或感情刺激时发病。表现为肢体，尤其是手指呈现明显的苍白，发作缓解后转变为青紫，然后潮红。一般以上肢为主，亦可累及下肢。此病临床并不少见，发病年龄多在

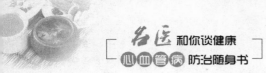

20～30岁之间。多见于女性，男性与女性发育的比例约为1：10。本病于1862年由雷诺氏首先提出。1932年Allen等主张将具有雷诺氏症状的患者，分为雷诺氏病和雷诺氏现象两类，认为二者均为血管痉挛性疾病，但是前者没有潜在疾病，病程平稳；后者兼患一种或多种其他疾病，病情常较严重，手指偶可坏疽。现在发现许多轻型的雷诺症状经过若干年后常有明显的结缔组织病形成，故目前已将雷诺氏病和现象合并统称为雷诺氏综合征。

　　雷诺综合征的病因及病理生理仍不清楚。Raynaud首先提出寒冷诱发过度反射性指（趾）血管收缩学说。在某些病例用肾上腺素阻滞剂及交感神经切除可减少雷诺现象的发生频度和严重程度支持这一学说。另一种学说认为交感神经对寒冷的反应是正常的，但是血管对交感神经的刺激反应亢进，问题在于血管壁的肾上腺素神经效应性增强。

　　几乎都发生在妇女，发病年龄常在20岁以前，极少超过40岁。常在受寒或情绪激动后，手指皮色突然变为苍白，继而发紫。发作常从指尖开始，以后扩展到整个手指甚至掌部，伴有局部发凉、麻木或感觉减退，持续数分钟后逐渐变为潮红、变暖，并感灼热、刺痛，最后皮色变正常。雷诺综合征发病的特征为两手指症状有明显的对称性。发作时除皮色改变外，手指发冷，但腕部脉搏未见减弱。并不伴有疼痛，但常伴有感觉神经改变症状。初期手指麻木或针刺感、笨重、僵硬，如发作时间较持久，感觉功能即见减退。在恢复期间常有数分钟酸麻和烧灼感。

血栓性静脉炎

【问答】

疑问：血栓性静脉炎主要有哪些临床表现？

解答：血栓性浅静脉炎常累及上肢重要静脉、头静脉、下肢大隐静脉、小隐静脉及其分支，受累静脉局部红肿、疼痛和压痛，皮肤温度增高，可触及条索状静脉，部分病例有低热。1～3周静脉炎症消退，局部遗留条索状物和皮肤色素沉着，常经久不退。

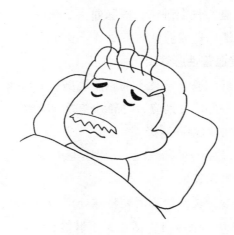

四肢的静脉大致上可分为浅静脉和深静脉。下肢的浅静脉包括大隐静脉、小隐静脉及其分支；下肢深静脉与下肢大动脉相伴而行，深、浅静脉之间有多处穿支静脉相互连接。两叶状静脉瓣分布在整个静脉系统内，以控制血流单向流往心脏。

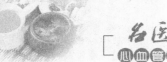

血栓性静脉炎包括深部静脉血栓形成和血栓性浅静脉炎。四肢静脉系统的疾病以静脉炎及血栓形成为主，这是静脉的解剖结构及血流动力学的特殊性质所决定的。导致血栓性静脉炎的诱因主要有以下几种。

1. 内膜损伤

静脉外伤，静脉内插管刺激，刺激性输液剂，高渗液等化学外伤以及细菌毒素破坏等。

2. 血液高凝

创伤、手术、烧伤、产后或严重脱水，红细胞增多症，血小板增多症，恶性肿瘤、感染、口服避孕药等造成血液的高凝状态。

3. 血流不畅

术后、心衰、长期卧床、静脉曲张、腹内压增高，消耗性疾病等使血流瘀滞，造成静脉内膜缺氧、变性。

4. 胸腹壁血管性脉管炎

好发于肥胖妇女，多见于前胸壁乳房、肋缘及上腹部的浅静脉，可能与这些部位受到应力时静脉受影响所致。

5. 游走性血栓性静脉炎

可能是内脏癌的早期表现，特别是胰尾癌。也可能是血栓闭塞性脉管炎的早期表现。

血栓性浅静脉炎一般不需要特殊处理，在缠扎弹力绷带或穿弹力袜的条件下，上肢可以活动，下肢能行走，不需卧床休息。如果病变比较严重，局部表现比较明显，可以卧床休息数日。同时采用镇痛药和局部热敷。化脓性血栓性浅静脉炎可酌情选用大剂量敏感而有效的抗生素。急性红肿期也可用33%硫酸镁外敷。

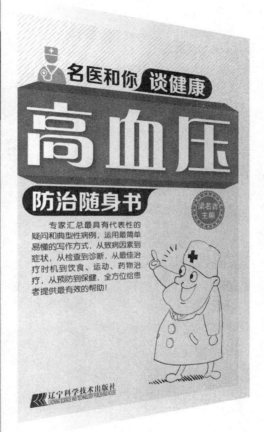

《名医和你谈健康：高血压防治随身书》
定价：18.00元

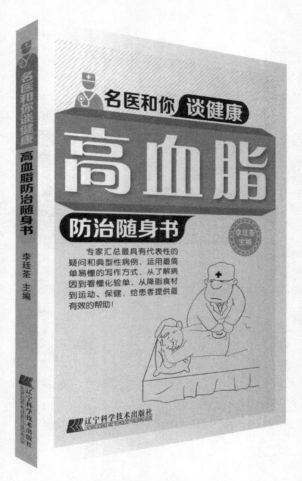

《名医和你谈健康：高血脂防治随身书》

定价：21.00元